LA

BOUCHE HUMAINE

PHYSIOLOGIE
PHYSIOGNOMONIE, HYGIÈNE
DIAGNOSTIC MORAL

PARIS, IMPRIMERIE DE DUBUISSON ET Cᵉ

Rue Coq-Héron, 5

LA
BOUCHE HUMAINE

PHYSIOLOGIE
PHYSIOGNOMONIE, HYGIÈNE
DIAGNOSTIC MORAL

PAR

LE DOCTEUR DORIGNY

DE L'UNIVERSITÉ DE SAXE-WEIMAR
MÉDECIN DE LA FACULTÉ DE PARIS, MEMBRE DE L'ACADÉMIE DES ARTS ET MÉTIERS,
DE LA SOCIÉTÉ DES SCIENCES INDUSTRIELLES, ETC., ETC.

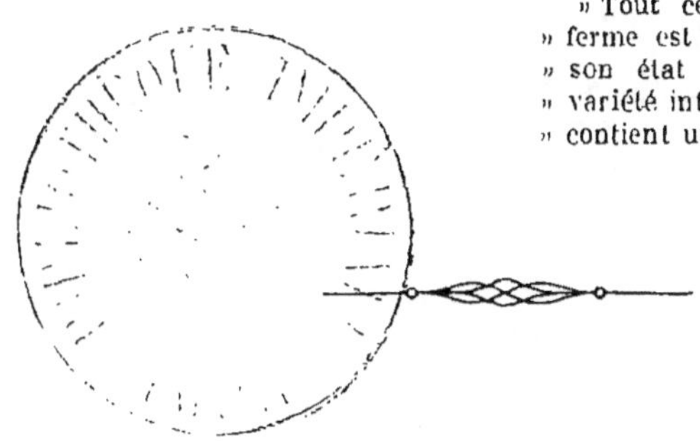

» Tout ce que l'esprit humain ren-
» ferme est placé sur la bouche : dans
» son état de repos, comme dans la
» variété infinie de ses mouvements, elle
» contient un monde de caractères. »
LAVATER.

PARIS

E. DENTU, LIBRAIRE - ÉDITEUR,
Palais-Royal, galerie d'Orléans, 13 et 17.
1862

PRÉFACE

..... Rerum cognoscere causas !

Dans ces derniers temps, presque toutes les sciences ont fait des progrès tels que l'immense domaine de l'esprit humain se trouve enrichi par de nombreuses conquêtes. N'a-t-on pas, de nos jours, réalisé la fable du Prométhée antique et ravi le feu du ciel? L'étincelle électrique n'a-t-elle pas la rapidité de la pensée? L'application perfectionnée de la vapeur ne nous promet-elle pas des prodiges et de nouveaux bienfaits? Armé d'un télescope, l'œil de l'homme n'a-t-il pas découvert dans l'espace des milliers de mondes inconnus? La médecine ne s'est-elle pas transformée, rajeunie? La chimie, la physique n'ont-elles pas donné ou découvert des milliers de substances nouvelles?

Oui, le génie de l'homme a fait un pas de géant dans la voie sacrée et, jusqu'à nos jours, si mystérieuse de la science et du progrès. Grâces soient donc rendues aux hommes qui ont illustré la première moitié du XIXe siècle et déblayé le chemin pour la génération qui continue et va continuer leur œuvre ; notre âge n'aura rien à envier à ceux qui l'ont précédé ; il aura même, plus que tout autre, travaillé pour le bonheur de l'humanité et pour le bien-être de chacun.

Mais la physiognomonie, ou science de la physionomie humaine, se trouve presque complétement délaissée par les médecins, par les naturalistes, même par les savants qui s'occupent de physiologie comparée.

C'est pour remplir ce vide, qui se trouve dans la science contemporaine, et remettre en honneur l'étude philosophique et morale de la physionomie humaine, que j'ai étudié la manifestation de la pensée, des passions, du tempérament, d'après la conformation buccale.

J'ai acquis la certitude que l'ouverture de la bouche caractérise l'homme tout entier, qu'elle exprime toutes les passions de l'âme, qu'elles soient tendres, naïves ou énergiques.

Puis, comme tout novateur doit chercher des précédents et surtout des autorités incontestables dans l'histoire des sciences, j'ai lu, commenté, apprécié tout ce qui a été dit et écrit sur la physiognomonie en général et principalement sur la bouche. Je prouve, dans les premiers chapitres de mon ouvrage, que les naturalistes, les physiologistes, les philosophes, les poëtes grecs et romains, parlent tous de la bouche et de ses signes révélateurs de la pensée.

Les plus grands peintres de la Renaissance, Michel-Ange, Raphaël, Le Titien, Léonard de Vinci, firent une étude approfondie de l'organisation buccale ; leurs chefs-d'œuvre l'attestent.

En France, nous n'avons guère que Lachambre, médecin de Louis XIII, et le célèbre Lebrun, peintre de Louis XIV, et, de nos jours, les docteurs Alibert et Descuret.

L'Allemagne est beaucoup plus riche en physiognomonistes ; il suffira de nommer Winckelmann, Spurzheim, Herder, Hammer, etc.

C'est la Suisse qui a vu naître Lavater, qui sut réunir les recherches de ses prédécesseurs et en former son grand ouvrage de physiognomonie, répertoire qui sera longtemps consulté avec fruit.

Le docteur Gall fut un novateur autrement hardi que Lavater ; nous parlons plus loin de son système, bien qu'il ne puisse être pour nous d'aucune utilité.

L'étude de la physionomie est donc bien importante, puisque tant de savants s'en sont occupés avec un zèle infatigable ? Oui, et d'autant plus importante que tout le monde cherche, pour ainsi dire, instinctivement à connaître l'intérieur d'après les apparences extérieures. Ce sentiment est général, et il n'est pas de personne qui n'ait reçu de la nature l'intuition buccognomonique.

J'ai donc étudié, pendant de longues années, nonseulement les affections, mais encore les caractères, les signes révélateurs de la bouche chez des personnes de toutes les classes de la société, et appartenant à toutes les nationalités connues ; chaque fois j'ai recueilli, avec le plus grand soin, les observations, les découvertes buccales que j'avais pu faire ; je les ai soumises au contrôle de la science physiognomonique ; enfin, j'ai acquis la certitude que l'organisation de la bouche humaine, c'est-à-dire la configuration des mâchoires, les joues, les lèvres, les gencives, les dents constituent en quelque sorte ce qu'on est convenu d'appeler la *physionomie*.

A mon avis, il y aurait autant de témérité à nier qu'il existe dans les traits de la bouche des signes révélateurs, que de vouloir prouver cette vérité à ceux qui la nient. C'est pour les observateurs que j'ai écrit mon traité de la bouche humaine et non pour les personnes qui trouvent beaucoup plus commode de contester une science nouvelle que de l'étudier.

Je dirai, comme Lavater, qu'on ne doit pas me lire à la hâte et sans attention. — Placez-vous en idée près de moi ; figurez-vous que je vous communique mes observations, que je vous fais part des sensations que j'éprouve ; lisez et jugez, comme si nous lisions ce traité à côté l'un de l'autre ; lisez-le deux fois, trois fois.

Si après cette lecture vous ne sentez pas naître en vous plus de respect pour la nature humaine, plus d'affection, plus d'estime pour certaines personnes, plus de répulsion pour d'autres, je n'aurai pas atteint le but que je m'étais proposé en écrivant ce livre.

Mais si, au contraire, mes études sur la *bouche*

humaine sont pour vous une source de révélations, j'aurai été utile à la science, aux hommes en général et à chaque personne en particulier, puisque je leur aurai donné en quelque sorte un nouveau sens pour percevoir ce qui peut leur être agréable ou désagréable, utile ou nuisible, en n'admettant aucune proposition qui ne puisse soutenir le plus rigoureux examen.

Certaines gens trouveront peut-être que la connaissance de la bouche a son côté dangereux ; on m'objectera que nous sommes malheureusement trop enclins à blâmer, à soupçonner, à critiquer sans qu'on nous enseigne l'art de connaître les secrets du cœur, les défauts les plus cachés.

A ceci, je répondrai qu'il vaut infiniment mieux perfectionner le jugement de ses semblables que de les exposer à se prononcer d'une manière équivoque sur telle ou telle physionomie. D'ailleurs, la connaissance de la bouche est, sans contredit, la partie la plus importante de la physionomie, sentiment tout naturel, puisque nous l'éprouvons tous ; et personne ne conteste aujourd'hui l'immense utilité des doctrines de Lavater, de Spurzheim, de Zimmermann, de Haller, etc.

Comment ! depuis quelques années on se groupe avec enthousiasme autour de tables qu'on dit tournantes, et on évoque les esprits d'après les procédés fort contestés et très contestables de M. Home, l'Américain ; on fait l'abus le plus étrange du magnétisme ; le spiritisme compte des disciples fanatiques ;

le colonel d'Arpentigny et le spirituel Desbarolles
ont mis en vogue la chiromancie, — et l'étude de la
bouche humaine ne prendrait pas place, je ne dirai
point parmi les fantaisies de l'époque, mais à côté
de la physiologie comparée, dont elle est la fille
aînée !!

La bouche n'est-elle pas le siége des passions?
l'amour et la haine ne s'y montrent-ils pas par des
signes révélateurs?

La bouche n'est-elle pas le temple mystérieux de
la voix et de la parole, les deux choses les plus
harmonieuses de la création?

La bouche de chacun de nous ne porte-t-elle pas
l'empreinte ineffaçable de ce qui se passe dans
notre âme et dans notre cœur? l'empreinte de notre nationalité, de notre tempérament?

Aussi ai-je la conviction que mon ouvrage, bien
qu'imparfait et incomplet, mérite un bon accueil
du public, ne serait-ce qu'à cause de son utilité
incontestable, utilité de tous les jours, de chaque
heure.

La *Bouche humaine*, étudiée au point de vue physiologique, physiognomonique, médical ; au point
de vue du diagnostic moral, et par conséquent de
la révélation de ce qui se passe à l'intérieur, se
compose de fragments.

J'ai dû les coordonner, et voici la classification
que j'ai suivie :

J'ai analysé d'abord les systèmes des plus célèbres physiognomonistes mes devanciers, puis j'ai

abordé mon sujet en étudiant chaque partie séparément avec addition d'axiomes buccognomoniques. Le menton, les joues, les lèvres, les gencives, les dents, la voix, le rire, le sourire, ont été pour moi l'objet d'appréciations basées sur les témoignages les plus respectables et sur ma propre expérience.

J'ai étudié ensuite la bouche dans ses rapports avec les passions, avec les tempéraments, avec les climats, et par conséquent avec les nationalités. J'ai aussi constaté, d'après le système de Porta, qu'il existe des ressemblances entre la bouche de certains hommes et la gueule de quelques animaux.

J'ai appliqué mon système aux diverses conditions de la vie, à la femme en particulier, aux professions.

Dans le chapitre des *bouches historiques* j'ai démontré que, sans connaître l'histoire des hommes célèbres, on peut deviner quel rôle ils ont joué, d'après leur conformation buccale.

Enfin, dans le chapitre des *bouches contemporaines*, j'ai fait une application plus directe, plus concluante, de mes doctrines buccognomoniques.

Et qu'on n'aille pas supposer que j'aie la prétention d'ériger la buccognomonie en magie ou en science occulte ; non.... je reste dans les sentiers désormais beaucoup plus lumineux de la physiologie transcendante, de la physiologie appliquée, non pas à tel ou tel muscle, mais à la manifestation de la pensée par le jeu de la physionomie. A un sentiment confus et presque toujours erroné, je substitue un sentiment éclairé, juste, délicat.

Aux médecins j'apporte des moyens tout nouveaux pour perfectionner la séméiotique.

Aux hommes d'État, aux diplomates, je donne des indices pour connaître et juger les individus qu'ils voient pour la première fois.

Aux artistes, je donne des ressources inépuisables pour se perfectionner. Un peintre, un statuaire, peuvent-ils espérer le moindre succès s'ils ne connaissent pas parfaitement l'organisation buccale ?

La buccognomonie, telle que je la pratique et telle que je l'enseigne, peut être comparée à un ami fidèle, qui nous avertit des dangers qui nous menacent, et n'est pas moins prompt à nous annoncer le bonheur qui nous est réservé.

On en abusera, va-t-on me dire.... Eh ! grand Dieu ! on abuse de tout en ce monde, même de la science , même des choses les plus saintes, les meilleures.

Il se trouvera peut-être quelques lecteurs qui, après avoir étudié la *Bouche humaine*, prétendront être devins et sorciers. Il n'y aura pas grand mal à cela.

Desbarolles prétend bien deviner par l'inspection des mains... Nous devinerons avec beaucoup plus de sûreté par l'étude de la bouche.

D'ailleurs, n'est pas sorcier qui veut...

DORIGNY.

Paris, 15 mars 1862

LA

BOUCHE HUMAINE

PREMIÈRE PARTIE

CHAPITRE PREMIER

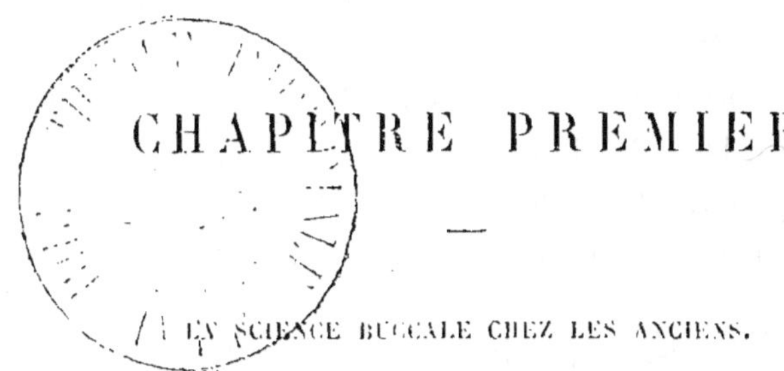

LA SCIENCE BUCCALE CHEZ LES ANCIENS.

De temps immémorial et chez toutes les nations civilisées, les médecins, les physiologistes, les naturalistes, les philosophes, les poètes, les physiognomonistes se sont préoccupés de l'étude de la bouche et de ses divers caractères.

Nous trouvons même dans la Bible plusieurs passages qui prouvent que la science buccale avait fait de grands progrès chez les Hébreux.

Ouvrons le *Livre des Proverbes* de Salomon : nous y remarquons plusieurs versets appliqués à la buccognomonie.

Dans le chapitre XIII, verset 30, le roi-prophète et naturaliste dit :

« Celui qui nourrit de mauvais desseins, avec un œil » vif et perçant, exécute le mal en se mordant les » lèvres. »

Dans le verset 24 du chapitre xvii, il s'écrie :

« La sagesse reluit sur la *bouche* et le visage de
» l'homme. »

Dans l'*Ecclésiaste*, Salomon est encore plus explicite :

« On connaît, dit-il, une personne à la vue, et on
» discerne, à l'air du visage, l'homme de sens. Le vête-
» ment du corps, le ris des dents et la démarche de
» l'homme font connaître ce qu'il est. »

« L'apostat est un homme qui n'est bon à rien, lisons-
» nous dans le chapitre vi des *Proverbes*; ses actions
» démentent toujours sa bouche ; il fait signe des yeux ;
» il *grince des dents*. »

Le même Salomon dit, dans le *Cantique des Cantiques*,
en parlant de la reine de Saba :

« Vos dents sont blanches comme un troupeau de
» jeunes brebis nouvellement tondues et qui sortent du
» bain. »

Donc, chez les Hébreux, la science buccale, appliquée
à la physiognomonie en général, avait fait de très
grands progrès, puisque nous la trouvons mentionnée
dans les livres sacrés.

Chez les Égyptiens, dit Hérodote, chaque partie du
corps avait son médecin particulier ; la bouche occupait
un des premiers rangs dans les études chirurgicales, et
on a pu se convaincre, par l'inspection de plusieurs mo-
mies déposées au Musée du Louvre, que la prothèse et
ses accessoires étaient parfaitement connus à l'époque
des Pharaons.

Longtemps avant Hippocrate, les médecins et chirurgiens de la Grèce s'occupèrent des soins à donner à la
bouche, et en tirèrent des inductions physiognomoniques.
Tischbein rapporte qu'on trouva dans un tombeau grec
sept dents réunies par un fil d'or. Du moment où l'odonto-

technie se trouva constituée, la physiognomonie buccale commença ses investigations.

Le *divin* Hippocrate nous a laissé, dans ses ouvrages, de brillantes théories sur les maladies de la bouche et sur les soins assidus qu'exigent les diverses parties de cet organe. Nous n'avons pas à entrer ici dans des détails thérapeutiques ; nous devons nous borner à signaler l'importance que le père de la médecine attribuait à la bouche, sous le double rapport de la santé et du diagnostic. Qu'il ait été partisan ou ennemi de l'extraction des dents ; qu'il ait inventé la lime, peu nous importe ; mais nous pouvons affirmer que l'état des lèvres, des gencives, des dents, lui servit non-seulement pour le diagnostic médical, mais encore pour ses observations physiologiques.

Après lui, Aristote, le grand naturaliste, étudia la bouche humaine au point de vue des races et de la physiologie comparée. Ce savant affirme que, chez plusieurs peuples de l'Asie, avant d'élire un chef, on s'assurait s'il avait les dents bien rangées et surtout très fortes.

Le physiognomoniste Zopire rencontra un jour le philosophe Socrate, et dit à plusieurs personnes : « Socrate » est un des hommes les plus sages de la Grèce, ou du » moins il passe pour tel. Eh bien ! je viens d'étudier » ses lèvres, elles sont épaisses, la muqueuse est rouge » pourpre. De plus, le bord se relève comme les lèvres » du bouc. Socrate est sujet à des vices honteux. »

On rapporta le propos à Socrate, qui répondit : « Zo- » pire a raison. J'ai naturellement des penchants per- » vers ; mais j'ai su dompter mes mauvais instincts. »

Dans ses lettres au roi de Macédoine, son élève, Aristote parle souvent de la bouche de certains hommes, qu'il compare à la gueule de tel ou tel animal. Aristote devançait le système de Porta, le grand physiognomoniste italien.

Le philosophe Lucien croyait aussi à l'importance des études buccales. Parlant de la belle, de l'incomparable Penthée, il s'écrie avec enthousiasme :

« Comment pourrai-je peindre la beauté de ses dents,
» qu'elle montrait en riant? Blanches, égales, serrées les
» unes contre les autres, elles présentaient à l'œil en-
» chanté l'image d'un magnifique collier de perles : elles
» étaient le miroir de son cœur, le reflet de son âme. »

Les Grecs philosophes, naturalistes, physiologistes autant que poëtes, avaient compris que, parmi toutes les connaissances, celle de l'homme est la plus importante, la plus utile. Ils avaient compris que, le plus souvent, on ne peut pas juger ses semblables d'après leurs actes, qu'on ne connaît pas ; ils avaient donc recours à la physiognomonie, et principalement au diagnostique buccal.

Pausanias, Aristote, Zopire, Polémon et beaucoup d'autres savants avaient pu constater que l'on juge presque toutes les choses d'après leur surface, leur extérieur, et tous les hommes d'après la physionomie, c'est-à-dire l'ensemble et les caractères des diverses parties du visage ; que toute science humaine a pour base le rapport du perceptible à l'imperceptible.

Les Romains, héritiers des brillantes traditions de la Grèce, s'adonnèrent aussi à la physiognomonie buccale ; les ouvrages de Pline le naturaliste, des célèbres médecins Celse et Galien, continuant l'œuvre d'Hippocrate, appliquèrent avec succès au diagnostic l'étude de l'organisation buccale. Celse a laissé, sur ce sujet, des préceptes d'hygiène et de thérapeutique qui peuvent être encore consultés avec fruit.

Pline le naturaliste étudia avec le plus grand soin

l'appareil dentaire, sous le rapport essentiellement physiologique.

Les poëtes de la grande époque, c'est-à-dire du siècle d'Auguste, vantent tous les merveilles de la bouche et s'indignent de la négligence que mettaient les dames à l'entretien de leurs dents, de leurs lèvres, de leurs gencives.

Dans un traité de médecine, écrit en vers, le praticien Samonicus dit à ses clientes :

« Lavez très souvent vos gencives avec de l'eau froide;
» c'est un sûr moyen de conserver à vos dents leur force
» et leur solidité. »

Nous ne sommes pas de l'avis de Samonicus; mais nous citons son précepte comme nouvelle preuve de l'importance que les anciens attribuaient à la bouche.

Malheureusement, du temps d'Auguste comme de nos jours, les reines du beau monde ne se bornaient pas à l'action par trop inefficace du cristal des fontaines ; elles avaient recours à d'innombrables compositions, faites avec des poudres et des parfums, et nous trouvons dans les auteurs une interminable énumération de dentifrices et d'opiats. C'est à rendre jalouses les plus grandes coquettes de Paris et de Londres.

Ces auteurs nous fournissent de longs détails sur les dentifrices employés par Octavie, fille d'Auguste, par Messaline et par la célèbre Fescennia.

Le poëte Martial dit, en parlant de cette courtisane :

« Pour ne pas exhaler l'odeur du vin que tu as bu
» hier, du dévores, ô Fescennia, en étalant ta brillante
» toilette, des pastilles de Côme. Ces déjeuners parfu-
» més nettoient tes dents; mais cela n'empêche pas les
» odeurs fétides de sortir de ton estomac. »

Ces pastilles de Côme étaient probablement des bon-

bons au miel aromatisé, puisque Martial se sert du mot *voras...*, tu dévores.

Quant aux opiats employés par les dames romaines, on épuisait, pour les composer, les poudres odorantes, le miel des abeilles du mont Hymette et du mont Hybla, le nard, tous les parfums de l'Asie.

Ovide dit, dans son *Art d'aimer*, en parlant d'une jeune et belle dame :

« Je reconnais vos soins intelligents à cette blancheur » qui luit dans votre bouche. »

Les Romains, de même que les Grecs, connurent les rateliers postiches, et l'odontotechnie fut portée chez eux à un très haut degré de perfection. Le médecin allemand Bœttinger, dans une savante et curieuse dissertation sur la toilette d'une dame romaine, fournit les détails les plus curieux sur les opiats et dentifrices (1).

Si nous nous proposions d'écrire un livre d'érudition, nous pourrions facilement exposer ici les divers systèmes employés par la coquetterie des patriciennes; mais nous devons nous borner à un simple aperçu, qui suffira pour convaincre toutes les personnes qui nous liront qu'on a toujours reconnu le prestige exercé par une bouche bien conformée et bien conservée.

Oh! qu'il est grand l'attrait d'une bouche rosée, garnie de belles dents ! Les mouvements des lèvres qui s'écartent dans le sourire s'harmonisent d'une manière admirable avec l'incarnat des gencives, la blancheur, la régularité de l'arcade dentaire, avec la vivacité comme avec la langueur du regard.

Les dames d'Athènes et de Rome connaissaient et appréciaient ces avantages aussi bien que nos Parisiennes,

(1) Millin, *Magasin encyclopédique*, an IX.

et savaient suppléer à la nature ou réparer les désastres de la maladie, en ayant recours à l'odontotechnie.

Du reste, les lois des *Douze tables* mentionnent des morts ayant des dents d'ivoire attachées avec des fils d'or.

Cicéron dit à ce sujet, dans son paragraphe sur les lois romaines :

« Il était sévèrement défendu de laisser de l'or sur
» les morts. On exceptait pourtant de cette règle ceux
» qui avaient de fausses dents attachées avec de l'or !
» Il était interdit aux personnes chargées des sépultures
» d'y toucher, sous peine de profanation. »

Il nous serait extrêmement facile de multiplier les citations, mais nous pensons qu'il serait superflu d'insister sur l'importance de la bouche, constatée de mille manières par les nombreux auteurs qui ont écrit sur cette matière inépuisable au point de la physiologie comparée et de la science médicale.

D'ailleurs, chez les anciens, la physiognomonie proprement dite resta stationnaire, après les brillants essais d'Aristote, de Polémon, de Pausanias, de Zopire, chez les Grecs ; de Pline le naturaliste, de Galien, de Celse, chez les Romains. Cette étude, ou plutôt cette partie de la physiologie humaine, appartient, à proprement parler, à l'époque moderne.

Nous allons la prendre à son berceau, en Italie. Voici le Napolitain Porta, l'infatigable propagateur des sciences occultes, et l'auteur de quatre livres sur la physionomie humaine Cet homme étrange, condamné comme sorcier par le pape Paul IV, fut, en réalité, le Christophe Colomb de la physiognomonie moderne.

CHAPITRE II

PORTA ET SON SYSTÈME DE PHYSIOGNOMONIE.

Jean-Baptiste Porta, célèbre physicien, naquit à Naples en 1540 et mourut en 1615. Il assista donc et prit part à la grande période de la Renaissance. Il vint au monde vingt ans après la mort de Raphaël, et put voir Michel-Ange à l'œuvre ; il connut Le Tasse, les poëtes, les grands écrivains, les hommes illustres que fournit alors l'Italie.

L'Europe sortait des ténèbres du moyen âge, et de tous côtés la pensée nouvelle préludait aux conquêtes qui ont servi de base à la science moderne.

Les alchimistes avaient inauguré la physique et la chimie, qui se cachaient encore sous le voile fantastique des sciences occultes.

Raymond Lulle, le chimiste le plus accompli de son époque, en cherchant la pierre philosophale par la voie humide, et en employant la distillation comme moyen, avait fixé l'attention sur les produits volatiles de la décomposition des corps.

Roger Bacon avait inauguré les études sérieuses et perfectionné, sinon découvert la manière de fabriquer la poudre à canon.

Porta, enthousiasmé par ce qu'il voyait et entendait, émerveillé des récits de Christophe Colomb, qui venait de découvrir un monde nouveau, se livra avec ardeur à l'étude de la médecine et de la philosophie naturelle.

Il fit d'abord, pour s'instruire, de longs voyages en Italie, en France et en Allemagne.

A son retour, il découvrit la chambre obscure, et fit sur l'optique des expériences tellement curieuses, que le pape Paul IV supprima par une bulle l'Académie des *secrets*, qu'il avait fondée à Naples.

En 1589, Porta publia un grand ouvrage sur la *magie naturelle*, qui est encore consulté avec fruit par les chimistes, les physiciens et les médecins.

Quelques années avant, il avait mis au jour son traité de *physionomie*, qui est celui des ouvrages dont on a le plus parlé depuis le commencement de ce siècle.

Porta, qui connaissait probablement les théories émises par Roger Bacon, basa son système sur la ressemblance qui existe ou paraît exister entre la physionomie de certains hommes et les profils de certains animaux : l'idée avait le mérite de l'originalité; elle obtint un grand succès.

Lavater dit, au sujet du physiognomoniste napolitain :
» Porta est, après Aristote, celui qui a le plus insisté
» sur la ressemblance de l'homme avec les animaux. »

C'est lui qui a mis en vogue cette idée :

« Que les physionomies animales, exactement dé-
» terminées, pourraient fournir des règles sûres et ap-
» plicables à la physionomie humaine. »

Personne avant lui n'avait cherché à établir cette assertion sur des principes, et ne s'était donné la peine de mettre en parallèle des têtes d'hommes et d'animaux.

Rien assurément n'est plus vrai que cette proposition :

« La ressemblance des formes suppose une ressem-
» blance de caractère. »

Il me paraît, ajoute Lavater, que Porta, livré à son imagination, a cru apercevoir des ressemblances que personne ne put découvrir après lui. Ainsi, le défaut qu'on peut lui reprocher, c'est d'avoir quelquefois trouvé des ressemblances où il n'y en a pas, et d'avoir laissé échapper celles qui sont frappantes.

Le jugement de Lavater nous paraît beaucoup trop sévère, beaucoup trop exclusif, surtout en ce qui concerne l'organisation buccale.

En effet, il nous est démontré que la bouche de cha-que individu a une ressemblance plus ou moins frap-pante avec la gueule d'un animal ou même avec le bec d'un oiseau. Porta a joint à six théories buccales une série de dessins qui ne laissent aucune doute sur le côté réellement sérieux de ses études, de ses observations, même sur ses aphorismes.

Notre grand Cuvier lui-même a fait l'apologie du système de Porta dans les lignes qui suivent :

« La disposition des dents de l'homme, et en parti-
» culier de ses molaires, annonce qu'il est destiné à
» vivre à la fois de chair et de fruits. Tous les animaux
» carnivores, comme l'ours, le singe, le rat, ont, ainsi
» que l'homme, des molaires tuberculeuses, tandis que
» les carnivores les ont tranchantes, et que, dans les
» herbivores, elles sont plates avec des lignes saillantes
» d'émail, qui les font comparer à des meules de
» moulin. »

Ces principes, essentiellement anatomiques, donnent raison à Porta,

D'ailleurs, ne vous est-il pas arrivé cent fois, en voyant certaines personnes, de vous écrier sous l'influence d'une ressemblance qui frappait vos regards :

«Un tel a une figure de singe; tel autre a la bouche d'un bouc, le bec d'un oiseau; telle dame a les dents et les lèvres d'une chatte ?... »

Eh bien ! vous faisiez alors de la buccognomonie, et vous vous serviez du système de Porta.

Certes, parmi les innombrables types qu'on trouve chez les animaux, il n'en est pas un seul qui ne diffère essentiellement de la bouche humaine. Est-ce à dire que la ressemblance n'étant pas parfaite, il n'existe aucune similitude ? non, et il suffit d'aller un jour au Jardin-des-Plantes, d'examiner les types qui s'y trouvent et de les mettre en parallèle avec les passants, pour se convaincre de l'utilité qu'on peut retirer des observations si originales du physiognomoniste napolitain.

Mais l'étude de la physionomie humaine, et surtout de la bouche, est encore dans son enfance, et il nous faut arriver jusqu'aux dernières années du xviiie siècle pour la trouver établie sur des principes solides, incontestés.

Plusieurs médecins, entre autres Lachambre, médecin de Louis XIII, le célèbre peintre Lebrun, ont fait des tentatives buccognomoniques; mais ces essais sont incomplets et ne s'appliquent qu'à des spécialités.

Enfin, voici Lavater qui va ouvrir tout grand le livre mystérieux de la physionomie humaine et nous révéler les secrets de la bouche.

CHAPITRE III

LAVATER. — SON SYSTÈME APPLIQUÉ A LA BUCCOGNOMONIE.

La vie et les ouvrages de Lavater fourniraient un beau chapitre aux *Annales de la Vertu* et à la *Morale en Action*, a dit un des biographes du père de la physiognomonie moderne. Nous sommes de cet avis. Lavater a rendu des services immenses aux sciences, aux arts, à tous les progrès de l'esprit humain.

Lavater se jugea lui-même en consultant son portrait et différentes silhouettes, avec l'impartialité la plus philosophique, et il nous a laissé l'interprétation la plus détaillée de sa propre physionomie.

D'après les doctrines de ce grand homme, nous dirons à nos lecteurs :

« Si vous voulez que nous vous jugions, montrez-nous
» votre bouche dans un état de repos ; lorsque, sans ef-
» forts, sans rien dissimuler, elle laisse la physionomie,
» pure et calme, réfléchir l'image de votre âme. »

Avant la publication de l'ouvrage de Lavater, ainsi que nous l'avons constaté, on avait fait de nombreuses et savantes remarques sur la physionomie.

Au moyen âge, avant Porta, l'immortel Bacon avait

classé la physiognomonie et surtout les signes révélateurs de la bouche parmi les sciences; il reconnaît que ce genre de recherches est appuyé sur l'observation, malgré son alliage avec la magie et les pratiques superstitieuses du xv° siècle. Il proclame qu'il est utile, qu'il faut le perfectionner et lui donner un rang dans l'histoire de la nature.

Parmi les prédécesseurs de Lavater, nous devons signaler Porta, Lachambre, Pernetti, Claramontius. Mais ces auteurs n'ont écrit que sur la physionomie en mouvement, sur l'expression et le caractère des passions.

Avant Lavater, nous ne saurions trop le dire, la physiognomonie ne consistait guère qu'en fragments philosophiques, confondus avec toutes les pratiques superstitieuses du moyen âge, avec les formules de la *métoscopie* (l'art de deviner les caractères par le front), de la chiromancie (interprétation des lignes de la main).

Lavater eut le grand, l'incontestable mérite de substituer à des maximes trop générales des observations particulières, et d'étendre ces observations par d'heureuses applications des beaux-arts.

Il prit pour base de ses recherches la différence et la combinaison des contours, des lignes, des portraits et des silhouettes; il assigna à chaque partie, à chaque division de la physionomie des valeurs, dont l'expression révèle souvent, par un seul trait, le talent ou la vertu que l'on n'aurait pas d'abord supposés.

Par cette manière de procéder, qui lui est incontestablement particulière, il arriva à traiter toujours la physiognomonie comme une science dont le but est d'*individualiser* autant que possible.

Lavater n'était pas infaillible, et il ne se considérait pas comme tel; mais il devina si souvent, que les personnes qui le consultaient le croyaient tant soit peu sorcier.

« Les forces d'un homme, disait-il, sont trop bornées
» et sa vie trop courte, pour une entreprise aussi vaste
» que la mienne ; je laisse à ceux qui viendront après
» moi le soin de perfectionner mon ouvrage. »

Certes, nous n'avons pas conçu le projet de remplir une tâche aussi glorieuse, aussi difficile, mais nous croyons que nos observations, en ce qui concerne la bouche, nous donnent le droit. nous imposent même le devoir d'apporter notre tribut à la physiognomonie.

D'après Lavater, l'homme, observé relativement à la physionomie, présente d'abord deux points de vue bien distincts :

Celui de la physionomie en mouvement ;

Celui de la physionomie au repos.

Nous avons appliqué ces principes à l'étude des signes révélateurs de la bouche humaine.

A la physionomie, et par conséquent à la bouche en mouvement, répondent l'observation et le tableau des caractères, des passions et des divers états de l'esprit.

La physionomie, et par conséquent la bouche en repos, plus difficile à observer, révèle le caractère moral, les habitudes constantes ou naturelles, ou les révolutions et les dérangements passagers de l'organisation.

L'étude de a physionomie et de la bouche en mouvement doit précéder celle de la physionomie au repos ; ce n'est qu'après avoir observé les passions, le travail de la pensée, la physionomie en mouvement, même en convulsion, que l'on pourra, lorsque la tranquillité sera revenue, reconnaître la trace des agitations antérieures dans les traits, dans les proportions ; dans le développement, les rapports et l'attitude des différentes parties du visage.

Les physionomies actives ont un plus grand nombre de signes révélateurs, car elles sont subordonnées aux passions violentes, aux habitudes dépravées, etc.

Les sentiments paisibles, les passions douces et aimantes laissent cependant des traces assez profondes, quand elles sont dominantes.

Les physionomies organiques naturelles révèlent les diversités qui dépendent du tempérament, de l'âge, du sexe, des variétés nationales.

Les physionomies organiques altérées, dépendent du dépérissement, de la décrépitude ou de certaines maladies dont les principaux symptômes consistent dans l'altération de la physionomie.

C'est principalement dans ces cas qu'on doit avoir recours à la science buccale, complément indispensable de la physiognomonie.

Tels sont les points de doctrine auxquels on peut rattacher avec avantage les recherches de Lavater.

Chez les femmes, la physionomie n'est jamais entièrement reposée ; les muscles de la face ont plus d'action que de volume.

Les traits du visage n'ont point un caractère permanent et accentué comme dans l'homme.

Chez les enfants, la physionomie est encore plus mobile et surtout moins développée. Cependant elle est déjà très significative.

« Il est étonnant, dit J.-J. Rousseau, combien ces » physionomies, mal formées, ont déjà d'expression. » Leurs traits changent d'un instant à l'autre avec une » inconcevable rapidité. Vous y voyez le sourire, le

» désir, l'effroi, naître et passer comme autant d'éclairs ;
» à chaque fois vous croyez voir un autre visage. »

Lavater démontre que la connaissance des passions par la physionomie intéresse au plus haut degré le peintre, le sculpteur, le poëte, l'orateur. On pourrait la regarder, dit-il, comme la physiologie spéciale des artistes, des poëtes épiques et dramatiques.

Ces réflexions s'appliquent d'une manière spéciale à la bouche.

On comprendra facilement que nous ne pouvons pas apprécier, comme il le mériterait, l'illustre Lavater, notre maître à nous tous, qui glanons après lui dans les champs de la physiognomonie. Mais nous devions saluer ce grand homme qui, le premier, a fait sur la bouche humaine des études et des recherches dont les résultats seront d'une influence énorme, au double point de vue de la morale et de la science.

Il a dit le premier que la physiognomonie, et par conséquent la buccognomonie, doivent unir les cœurs ; que l'amitié n'a pas de fondement plus solide.

En effet, combien de bouches on rencontre qui n'invitent point à l'amitié et qui semblent aussi peu faites pour exprimer ce sentiment que pour l'inspirer !

N'en est-il pas d'autres, au contraire, qui portent un caractère de candeur, de bonté, d'affection, auquel on ne peut refuser sa confiance ?

O incrédules en buccognomonie ! Montrez-moi deux personnes intimement liées qui, s'aimant d'une affection mutuelle, se communiquent leurs peines et leurs plaisirs, leurs pensées et leurs actions, et dites-moi s'il y a entre la bouche de l'un et la bouche de l'autre quelque chose d'hétérogène.

Pourquoi Charles XII, roi de Suède, n'était-il pas

aimé des femmes ? Observez, sur ses portraits, l'arc qui s'élève dépuis la racine de son nez ; contemplez sa bouche, qui ressemble presque à la gueule d'un lion, et vous conviendrez qu'il devait effaroucher les femmes ; que ses lèvres, fortes comme l'embouchure d'une trompette, n'appelaient pas les tendres baisers.

Lavater dit, en parlant de la bouche :

« Cette partie de notre corps est si sacrée pour moi, » qu'à peine j'ose en traiter.

» Quel objet d'admiration ! quel miracle sublime » parmi tant de miracles qui composent mon être !

» Non-seulement ma bouche respire le souffle de la » vie et s'acquitte des fonctions que j'ai en commun » avec la brute, elle sert encore à former le langage ; » elle parle ; elle parlerait même en ne s'ouvrant jamais.

» Ah ! si l'homme connaissait et sentait la dignité de » sa bouche, il ne profèrerait que des paroles divines, » et ses paroles sanctifieraient ses actions.

» Je conjure nos peintres et tous les artistes qui sont » chargés de figurer l'homme, d'étudier le plus précieux » de ses organes, dans toutes ses nuances, dans toutes » ses proportions et dans toute son harmonie. »

Le peintre Lebrun avait dit avant Lavater :

« La bouche est la partie qui, de tout le visage, mar-» que le plus particulièrement les mouvements du cœur.

» Lorsque l'âme se plaint, la bouche s'abaisse par les » côtés.

» Lorsque l'âme est contente, les coins de la bouche » se relèvent.

» Lorsqu'elle a de l'aversion, la bouche se pousse en » avant et s'élève par le milieu. »

Ainsi, la science buccognomonique a été traitée, pré-

conisée par les poëtes, par les naturalistes, par les artistes, par les physiologistes, par les savants, par les
médecins.

Mais le grand promoteur, ou plutôt le vulgarisateur
de cette partie si importante de la physiognomonie,
c'est Lavater, qui n'eut qu'un tort, celui de se laisser
guider par un spiritualisme trop absolu.

CHAPITRE IV

—

Le docteur Gall, anatomiste allemand, étudia et ob-
serva avec beaucoup de détails les caractères que le
physionomiste peut tirer des diversités de configuration
du crâne.

Lavater et Gall diffèrent non-seulement par leur but,
mais encore par leurs moyens d'observation. Ils se rapprochent cependant par plusieurs points, puisqu'ils
cherchent également à reconnaître l'intérieur par l'extérieur.

Dans leurs recherches sur l'homme, Lavater et Gall
s'occupent de la physionomie en repos, et même d'une
sorte de *physionomie passive.*

Mais les différences sont très nombreuses : en effet,
Lavater a fait entrer dans ses études physiognomoniques toutes les parties du visage et même toutes les parties du corps. Le docteur Gall, au contraire, a borné ses
observations aux diversités du crâne.

Lavater jugeait d'après la vue, d'après l'impression
produite par la physionomie ;

Gall a fait ses découvertes à l'aide du toucher.

Lavater rapporte tout à la physionomie ; — il se garde bien de mêler à ses recherches des données d'anatomie et de physiologie ; il se borne à reconnaître un signe et des effets.

Gall, au contraire, veut connaître les causes. Il a surtout porté ses observations vers le concours du cerveau, dans la pensée et sur les diversités morales et spirituelles. Il a cru découvrir dans l'organisation du cerveau les secret de l'âme humaine.

A l'extérieur, sur le crâne qui est l'enveloppe du cerveau, il a cru trouver les signes des dispositions intérieures d'où résultent les grandes variétés du cœur et de l'esprit.

Lavater était peut-être un peu trop spiritualiste ; Gall a poussé trop loin les doctrines du matérialisme.....

Nous devons nous borner à ces appréciations des deux systèmes ; d'ailleurs, Gall ne s'est pas occupé de la bouche et nous resterons dans notre sujet si intéressant, si varié, si riche, qu'à l'exemple de Lavater nous sommes effrayé de la tâche que nous avons à remplir.

Winckelmann, dans son *Histoire de l'art*, le célèbre Spurzheim, dans ses études physiologiques, et de nos jours le docteur Descuret, dans sa *Médecine des passions*, ont parlé de la bouche avec enthousiasme et l'ont étudiée avec un soin scrupuleux.

Nous voilà placé devant le sphinx et condamné à deviner le sens de nombreuses énigmes.

CHAPITRE V

—

Nous avons déjà dit qu'avant Hippocrate, le père ou plutôt le dieu de la médecine, plusieurs auteurs étudièrent les diverses parties de la bouche comme signes révélateurs de la constitution, du tempérament et des maladies. Dans les ouvrages qui nous restent, ils regardent la beauté des dents comme un des plus précieux des dons de la nature. Ils recommandent aux jeunes gens, et surtout aux jeunes filles de maintenir, avec un soin extrême, leur bouche dans un état de propreté irréprochable ; ils entrent dans de très longs détails sur les élixirs et opiats employés chez tous les peuples civilisés.

Hippocrate indique les sympathies qui existent entre l'organisation buccale et la poitrine ; il pratiqua la cautérisation telle qu'on l'emploie aujourd'hui, et il nous a laissé des études à peu près complètes sur la nature des abcès des gencives.

Dans le temple de Delphes, qui fut, en quelque sorte,

le musée de la science des Grecs, on voyait un instrument pareil à ceux dont on se sert pour l'extraction des dents.

Chez les Romains, Galien s'occupa aussi d'une manière spéciale des soins de la bouche, et ses nombreux disciples se servirent des observations du maître pour le diagnostic médical.

Hippocrate dit que le grincement des dents chez les enfants est un signe très fâcheux, et que chez les personnes âgées il est l'avant-coureur de l'apoplexie ;

Que le claquement des dents, le grincement de ces organes est très fréquent dans les affections nerveuses et dans les crises hystériques.

Galien affirme que, dans l'état de santé et de maladie, les dents offrent des signes qui permettent d'étudier à coup sûr la constitution des individus : l'expérience des praticiens a démontré depuis que l'état de la bouche peut être regardé comme un pronostic infaillible.

Les médecins et chirurgiens les plus renommés ont constaté que les dents dont l'émail est terne aussitôt que la couronne sort de l'alvéole, surtout si elles se carient prématurément, annoncent chez l'individu des prédispositions à la diathèse scrofuleuse, etc.

Presque toujours, les individus atteints de phthisie pulmonaire ou prédisposés à cette maladie ont les dents minces, très fragiles.

On reconnaît un tempérament nerveux à l'usure prématurée des dents et à une crispation presque continuelle des lèvres.

Tous les auteurs s'accordent à dire que, dans l'état de santé et de maladie, la bouche peut servir de base à la séméiotique médicale.

Pour étudier les tempéraments avec fruit, il faut étudier la bouche à l'état de repos ; sans cela on s'exposerait à se tromper très souvent, car la tension et l'irritabilité des muscles buccaux trompent les observateurs les plus habiles.

Nous consacrons plus loin un chapitre à l'appréciation buccognomonique des tempéraments ; les quelques lignes qui suivent ne sont qu'une appréciation sommaire qu doit nécessairement avoir de plus longs développements.

« Chaque tempérament, dit Kaempf, chaque caractère a son bon et son mauvais côté : on assuré que l'activité inhérente à notre nature ne permet pas que, dans l'espace révolu de moins d'une année, il reste une seule particule de notre ancien corps. Cependant, malgré les changements les plus considérables que subit notre corps par les variations de l'air et des aliments, nous ne remarquons aucun changement dans notre caractère : la différence de l'air et de la manière de vivre ne dénature pas le tempérament de l'individu. Les fondements de notre caractère sont pour ainsi dire indépendants de toute influence de hasard. Un statuaire peut tailler un morceau de bois dans la forme qu'il lui plaît ; il peut en faire un Antinoüs ou un Ésope, il ne changera jamais la nature inhérente du bois.... »

Cela est vrai, rigoureusement ; mais Kaempf et après lui Winckelmann, Lavater et même Gall, sont tombés dans une grave erreur, en méconnaissant les modifications que l'air, la température, l'hygiène exercent sur tout le corps humain, et principalement sur la bouche. J'ai pu constater que des personnes qui n'avaient jamais eu la moindre lési n buccale ont perdu leurs dents, ont éprouvé des affections aux gencives, en allant d'un pays chaud à une région froide, en changeant de nourriture.

Mais une semblable thèse nous entraînerait trop loin, et elle appartient d'ailleurs exclusivement à la médecine ou à la chirurgie. N'oublions pas que nous avons à établir la séméiotique des tempéraments d'après l'organisation buccale, d'après les doctrines des médecins et physiologistes anciens et modernes.

Voici le résumé de nos observations :

Des lèvres purpurines, des joues fortement colorées, des dents fort régulièrement placées, indiquent un tempérament sanguin ; les lèvres sont presque toujours grosses, et la gaieté y laisse l'empreinte d'un sourire perpétuel.

A des lèvres minces et déliées, à des dents courtes et usées prématurément par un grincement involontaire, vous reconnaîtrez un tempérament nerveux ; les joues sont ordinairement maigres, crispées, grimaçantes.

Chez les personnes bilieuses, les lèvres sont grosses et violacées, les gencives marbrées, les dents jaunâtres et presque toujours entachées par le tartre. Ce tempérament, plus qu'aucun autre, exige des soins très assidus pour maintenir la propreté de la bouche.

Les personnes d'un tempérament flegmatique ont la lèvre inférieure en saillie ; les contours sont lâches, pendants et peu tendus. Chez la femme flegmatique, les lèvres sont grosses et bien dessinées, et le contour de la bouche exprime le calme et la prudence.

Vous reconnaîtrez la femme mélancolique à un certain enfoncement à l'endroit où la mâchoire inférieure se rapproche de l'oreille ; le nez s'abaisse vers les lèvres ; on rencontre parfois des lèvres inférieures saillantes, un petit menton, ni trop émoussé, ni trop charnu : ce signe révèle une prédisposition à la migraine. Les personnes qui ont le menton peu développé sont généralement d'une santé faible et très délicate.

La femme mélancolique proprement dite a presque toujours la bouche fermée, comme toutes les personnes placées sous une préoccupation le plus souvent désagréable.

Les femmes mélancoliques, d'un tempérament sanguin, ont les lèvres entr'ouvertes vers le milieu, comme pour respirer plus aisément; rarement, on trouve chez elles des dents bien rangées et bien blanches : soit qu'il y ait défaut de propreté, soit que la bile engendre rapidement des couches de tartre, la bouche d'une femme mélancolique laisse presque toujours beaucoup à désirer.

Je ne saurais trop recommander à ceux de mes lecteurs qui jugeront à propos de mettre en pratique ces préceptes, puisés aux sources de la physiologie médicale, de se servir, comme d'auxiliaires indispensables, des autres phénomènes qui constituent ce qui a reçu le nom scientifique de physiognomonie. En effet, il y aurait imprudence à juger le tout d'après une partie. Néanmoins, la bouche est le siége principal de la séméiotique médicale, et après le pouls, ce qu'on consulte avec le plus d'utilité, c'est la langue, l'état des gencives et des dents.

Pernetty (1), un des plus célèbres prédécesseurs de Lavater, nous fournit, sur la bouche, plusieurs observations qui compléteront ce que nous venons de dire au sujet de la séméiotique buccale appliquée aux tempéraments :

« Lorsqu'on se fâche ou qu'on se met en colère contre quelqu'un, on comprime les lèvres contre les dents, de

(1) *De la Physionomie*, tome II.

manière à en diminuer l'épaisseur. Ne peut-on pas conjecturer de là que ceux qui ont habituellement les lèvres comprimées sont portés à l'envie, à la jalousie, à la colère?

» Généralement, on avance et on élève la lèvre inférieure en signe de dérision ou de mépris. Dans le désir amoureux, nous avançons les lèvres, et la langue semble les caresser en les humectant légèrement, comme pour aller au devant de l'objet aimé.

» Une grande bouche, qui, en s'ouvrant, laisse un large espace entre les dents de la mâchoire inférieure et celles de la mâchoire supérieure, dénote un gourmand, un grand parleur, un audacieux.

» L'haleine puante, lorsque les dents ne sont pas gâtées ou couvertes de tartre, annonce un foie maléficié, un envieux, menteur, lascif, vain, trompeur...

» Les dents courtes et fort séparées indiquent une complexion faible, une vie de médiocre durée, mais de la douceur, de la timidité, de la discrétion.

» Des dents jaunes et brunes dénotent une personne peu soigneuse, peu attentive, d'une complexion faible.»

Oui, les médecins, les physiologistes, les naturalistes, les philosophes, les poëtes, sont d'accord sur la certitude des signes révélateurs de la bouche humaine.

« Les dents, dit le docteur Fournier, sont le plus bel ornement de la figure humaine : leur régularité, leur blancheur, constituent cet ornement. La bouche excède-t-elle les proportions de son dessin ordinaire, de belles dents dissimulent cette erreur de conformation, et souvent même le prestige qui résulte d'une denture parfaite est tel, qu'il nous semble que cette bouche ne serait pas bien si elle était plus petite (1).

(1) *Dictionnaire des Sciences médicales,* tome VIII.

Lavater dit en parlant de la bouche :

« Que ce membre est différent de toutes les parties du corps qu'on appelle *membres*. Impossible à détacher comme à fixer, il est à la fois plus simple, plus compliqué que tout le reste. L'homme qui connaîtrait, qui sentirait profondément et infiniment la dignité de ce membre, ne prononcerait que des paroles divines !

» Hélas ! pourquoi ne puis-je que bégayer en tremblant, quand je voudrais parler de la magnificence et des merveilleuses qualités de la bouche !... qui est à la fois le siége principal de la sagesse et de la folie, de la force et de la faiblesse, de la vertu et du vice, de la délicatesse et de la rudesse de l'esprit humain ! le siége de tout amour et de toute haine, de la sincérité et de la fausseté, de l'humilité et de l'orgueil, de la vérité et de la dissimulation !! » (1)

C'est donc par la séméiotique buccale que procèdent les plus savants médecins et les principaux physiologistes : le médecin y trouve des signes certains de santé ou de maladie ; le physiologiste, surtout le physiognomoniste, y découvrent les bons et les mauvais penchants, le caractère et par conséquent l'avenir des individus.

(1) *Physiognomonie*, tome I.

CHAPITRE VI

LA CONNAISSANCE DES CARACTÈRES DE LA BOUCHE EST UTILE
POUR TOUTES LES CLASSES DE LA VIE SOCIALE.

Les journaux judiciaires retentissent encore des tristes débats de l'affaire Dumollard, qui vient d'être condamné à mort par le jury du département de l'Ain. Il paraît que la bouche de cet assassin de pauvres servantes a quelque chose du groin du porc et de la gueule de l'hyène. La justice, sur la simple inspection de cette bouche difforme et grimaçante, aurait pu découvrir le grand criminel qui, depuis plusieurs années, portait la terreur dans le Bugey. Malheureusement, jusqu'à ce jour, on n'a pas assez tenu compte des signes révélateurs de l'organisation buccale, signes autrement certains que ceux qu'on a voulu trouver dans l'étude de la main et même du crâne.

Oui, la buccognomonie est appelée à opérer une transformation, non-seulement dans la physiologie comparée, dans la séméiotique médicale, mais encore dans les arts et les sciences.

N'est-ce pas sur les lèvres principalement, dans le sourire, dans telles ou telles contractions que résident les passions, telles que l'amour, la haine, la colère, la vengeance, la jalousie ? Nous le démontrerons très facilement dans les chapitres consacrés à la physiologie, aux signes révélateurs de chaque partie de la bouche.

Aux peintres et aux statuaires surtout, on ne saurait trop recommander l'étude et la pratique de la buccognomonie. Le célèbre Lebrun, peintre de Louis XIV, le comprenait si bien que ce grand artiste nous a laissé un petit traité de physiognomonie buccale, qui est encore consulté avec fruit, même après Lavater. Il démontre que l'ouverture buccale, les lèvres grosses ou minces, la forme et l'état de conservation des dents, révèlent les passions, le tempérament, les vertus et les vices, les qualités et les défauts des individus soumis à une habile inspection.

Lorsque l'athénien Appelles, pour peindre sa fameuse Vénus, réunit sur une toile tous les charmes qu'il avait trouvés chez les beautés les plus célèbres de la Grèce, il étudia surtout la bouche qui était, dit-on, ravissante, divine.

La Vénus de Milo, exhumée presque miraculeusement après des siècles, ne porte-t-elle pas un cachet divin sur sa bouche à moitié fermée, sur ses lèvres, où semble voltiger le sourire éternel de la déesse incomparable?

A l'époque de la Renaissance, les grands peintres étudièrent tous la buccognomonie, mise en honneur par Jean-Baptiste Porta. Les vierges de Raphaël et sa Fornarina attestent que ce sublime artiste s'attacha principalement aux contours de la bouche, et qu'il s'éleva jusqu'aux dernières limites de l'idéal.

Visitez un des grands musées européens ; examinez les plus beaux tableaux au point de vue buccognomonique, et vous demeurerez convaincu que tous les peintres anciens et modernes ont compris le rôle important de la bouche dans l'ensemble de la physionomie humaine.

Donc la buccognomonie est non-seulement utile, mais même indispensable aux artistes.

Tous les poëtes ont célébré les charmes du sourire, l'incarnat des lèvres, la blancheur des dents, ces perles précieuses que la nature tient à moitié cachées derrière les lèvres, comme autant de diamants sous un voile de pourpre.

Les artistes dramatiques tireront aussi des avantages immenses de la buccognomonie. Le grand Talma fit, dit-on, une étude approfondie de la bouche des empereurs romains d'après les bustes et les statues des Césars. De nos jours, Rachel étudia la bouche de Camille des Horaces, dans le célèbre tableau de David.

Il serait superflu de démontrer que la médecine a eu de tout temps recours aux signes révélateurs de la bouche, et que la buccognomonie a fait faire de très grands progrès à la séméiotique.

Cette science nouvelle doit intéresser au plus haut degré toutes les classes de la société moderne.

Les magistrats y trouveront des indications sûres pour connaître les individus qu'ils auront à juger.

Dans la vie ordinaire, la buccognomonie est un guide des plus fidèles et qui est très souvent consulté par des personnes qui ne se doutent guère qu'elles ont recours à la séméiotique buccale. Nous sommes tous naturellement un peu observateurs, parce que la connaissance de nos semblables, des individus avec lesquels nous vivons, avec lesquels nous sommes en relation d'affaires est pour chacun de nous d'une nécessité relative. Or, il arrive que nous avons à traiter de choses importantes avec des personnes dont les antécédents, les bonnes ou mauvaises actions ne nous sont point connues.

Il est facile de suppléer à cette ignorance, en observant la bouche, qui nous révélera, du moins, les passions, même le tempérament des individus que nous aurons à apprécier sous le rapport de la moralité et de la sociabilité.

Le savant Huart a dit avec raison :

« Que n'ai-je des dessinateurs assez habiles pour épier
» et pour rendre exactement les contours de la bouche,
» au moment où elle rit ! Un traité complet du rire se-
» rait un manuel des plus intéressants pour la connais-
» sance de l'homme. »

Cela est vrai, car tout être vivant sur la terre, ainsi que l'a dit le père de la physiognomonie moderne, conclut, du moins à sa manière, de l'extérieur à l'intérieur. Tous les physiologistes admettent et reconnaissent que la surface, l'extérieur, le *visible* d'un objet, en révèlent l'intérieur ; que tous les caractères extérieurs sont l'expression des qualités intérieures.

Un médecin qui s'est beaucoup occupé de physiognomonie en général, M. Descuret, auteur d'un ouvrage qui a déjà eu plusieurs éditions (1), a constaté la certitude des jugements physiognomoniques qui dérivent de l'examen et de l'étude des diverses parties de la bouche.

Voici quelques-uns des axiomes buccaux du docteur Descuret :

« Éloquente même jusque dans son silence, la bouche
» est, après les yeux, la plus expressive de toutes les par-
» ties du visage. »

(1) *La Médecine des Passions*, 2 vol. in-4°.

Nous aurons occasion de démontrer que les signes révélateurs de la bouche sont beaucoup plus nombreux et beaucoup plus certains que ceux des yeux.

Le docteur Descuret ajoute :

« Le caractère est en général d'une trempe analogue
» aux lèvres.

» Les lèvres grosses et bien proportionnées indiquent
» de la bonté, de la franchise ;

» Charnues, elles indiquent un penchant prononcé
» à la sensualité et à la paresse ;

» Rognées, elles inclinent à l'avarice.

» Une lèvre supérieure qui déboule un peu est la
» marque d'une bonté affectueuse.

» L'avancement de la lèvre inférieure correspond plu-
» tôt à une froide bonhomie.

» Une lèvre inférieure qui se creuse au milieu, décèle
» un esprit plein d'enjouement et de douce malice.

» Une bouche resserrée, dont la fente court en ligne
» droite, et sur laquelle le bord des lignes ne paraît pas,
» est l'indice du sang-froid et d'un esprit appliqué, ami
» de l'ordre, de l'exactitude, de la propreté ; si elle re-
» monte en même temps vers les commissures, elle in-
» dique un fonds de prétention, de vanité, de frivolité
» malicieuse.

» Une bouche doucement fermée et dont le dessin est
» correct, indique un esprit ferme, réfléchi et sérieux.

» Une bouche toujours béante est le signe de la
» sottise.

» Toutes les fois qu'à l'ouverture de la bouche, les
» gencives supérieures apparaissent en plein, comme
» chez les Anglais, on peut, à coup sûr, diagnostiquer
» beaucoup de flegme et de froideur dans le caractère.

» Contrairement à l'opinion des anciens, les dents

» petites et courtes sont, dans l'âge adulte, l'attribut
» d'une force extraordinaire et souvent d'une grande
» pénétration d'esprit.

» Les dents petites et rentrantes dénotent de la finesse
» sans méchanceté, mais pourtant un caractère difficile
» et vindicatif.

» De longues dents sont un indice certain de faiblesse
» et de timidité.

» Les dents très saillantes, et qui semblent reposer sur
» la lèvre inférieure, annoncent peu d'énergie, peu d'es-
» prit, mais un caractère caustique et toujours disposé à
» mordre.

» Méfiez-vous, dit en terminant le docteur Descuret,
» méfiez-vous des gens qui ont constamment le sourire
» sur les lèvres, aussi bien de ceux qui ont la bouche de
» travers, et dont le rire a quelque chose de forcé. »

Cette citation, qui n'aurait pas dû logiquement trouver place dans ce chapitre, nous a paru nécessaire pour compléter nos démonstrations, au sujet de l'utilité de la buccognomonie et de l'importance de l'étude de la bouche.

Cette importance est reconnue aujourd'hui par toutes les facultés; mais on n'a pas cherché à vulgariser la buccognomonie et à rendre la pratique utile autant que facile à tout le monde.

C'est le but que nous avons l'intention et l'espoir de remplir.

CHAPITRE VII

PHYSIOLOGIE DE LA BOUCHE. — COMMENT IL CONVIENT D'ÉTUDIER CETTE PARTIE DE LA FIGURE HUMAINE.

La figure humaine, étudiée sous le rapport de la largeur, présente deux variétés :

La première, dit Lavater, est celle où ses joues forment des surfaces presque égales, où le nez présente une proéminence, où la bouche s'allonge en ligne droite, où les mâchoires forment une ligne plus ou moins courbée.

Ce genre de figure révèle entêtement, inflexibilité de caractère.

La seconde est celle où le nez se trouve très prononcé, et où toutes les parties forment, des deux côtés, des angles aigus ; les lèvres reculent de côté et d'autre ; la bouche se concentre en une ouverture ovale, et les mâchoires se terminent en pointe aiguë sur le menton. Cette conformation indique activité, finesse, hardiesse dans les affaires.

« Toutes les créatures, dit Hammer, ont des caractères propres qui en différencient, non-seulement les classes, les genres et les espèces, mais encore l'individualité. »

D'après Lavater, « chaque individu diffère de chaque individu de son espèce : d'une rose à une rose, d'un éléphant à un éléphant, d'un bœuf à un bœuf, d'un homme à un homme, il n'existe pas de ressemblance parfaite. »

Tous les physiologistes ont constaté que deux figures prises au hasard, rapprochées l'une de l'autre et comparées avec un soin scrupuleux, présentent des différences innombrables.

De plus, Zimmermann affirme qu'il est impossible de rencontrer deux figures et deux caractères qui se ressemblent. L'œuvre de la nature est surtout remarquable par sa variété infinie.

« La nature entière, s'écrie Lavater, n'est-elle pas physionomie, corps et âme, effet extérieur et force intérieure, principe invisible, palpable et invisible?... Quelle est la connaissance humaine qui ne soit basée sur les signes extérieurs, sur les caractères, sur les rapports du visible avec l'invisible ?...

Assurément, Lavater tombe ici dans un excès de spiritualisme, mais les principes qu'il pose n'en sont pas moins vrais !...

« Chaque insecte, dit l'illustre Zimmermann, connaît son ami et son ennemi ; chaque enfant aime et craint, par les effets des physionomies, et sans savoir pourquoi. L'instinct lui tient lieu de perception. Il n'y a pas un homme qui, plus ou moins, ne mesure, ne compare physiognomoniquement tout autre homme qui se présente devant lui pour la première fois ; pas un homme qui ne juge toutes choses d'après leur physionomie, en concluant de leur valeur extérieure à leur valeur intérieure.

« L'art lui-même, ajoute Zimmermann, n'est basé que sur la physiognomonie... Pourquoi l'hyppocrite cherche-t-il à imiter l'honnête homme ? parce que tous ces yeux reconnaissent, à des signes certains, le caractère intérieur de la probité.

» Quel est le juge qui, avant de rendre son jugement, ne consulte pas la physionomie de l'accusé ?

» Quel maître, quelle maîtresse de maison prend à son service un domestique, une servante, sans tenir compte de leur extérieur, de leur physionomie ? chaque être juge ce qui, de sa nature, est inaccessible aux sens, d'après ce dont les sens se trouvent frappés. »

Ces principes des grands physiognomonistes doivent surtout s'appliquer à la bouche qui se compose de deux parties tout à fait distinctes :

1° L'une extérieure ;

2° L'autre intérieure.

Les anatomistes ont donné le nom de bouche (du mot latin *bucca*) à la cavité ovalaire qui se trouve entre les deux mâchoires, au-dessous des foss s nasales.

Nous trouvons en avant, les *lèvres* ;

En arrière, les voiles du palais, les piliers, la luette ;

Latéralement, les joues ;

En bas, la langue ;

En haut, la voûte palatine.

Les ouvertures de la bouche sont au nombre de deux :

L'une, antérieure ou faciale ;

L'autre, postérieure ou pharyngienne.

Parmi les organes de la bouche, on distingue les lèvres — les mâchoires — les gencives — les dents — la langue — la membrane palatine — les glandes parotides.

Les fonctions de la bouche, dans l'organisme humain, sont : — la mastication — l'insalivation des aliments — la dégustation — l'articulation des sons, etc.

Certes, voilà des fonctions aussi importantes que

compliquées, et pourtant la bouche les remplit toutes avec une ponctualité admirable.

Il est donc d'une utilité majeure de bien connaître cet organe, non-seulement au point de vue anatomique, mais encore sous le rapport de la physiologie comparée.

A mon avis, qui a d'ailleurs pour base les principes émis par les plus grands physiognomonistes, pour étudier avec fruit la conformation buccale et y trouver des signes révélateurs, il faut distinguer avec soin et observer isolément :

La lèvre supérieure et la lèvre inférieure, — puis la ligne qui résulte de la jonction des deux lèvres lorsqu'elles sont doucement fermées et sans contrainte aucune, — puis le centre de la lèvre supérieure et celui de la lèvre inférieure, — enfin les bouts sur lesquels repose la ligne du milieu et les parties extrêmes qui terminent cette ligne.

J'insiste beaucoup sur ces distinctions, parce que je les juge indispensables pour arriver à une parfaite connaissance de la conformation buccale.

D'ailleurs, chaque bouche a son bon et son mauvais côté, et toutes ne possèdent pas une perfection égale.

« Il ne faut pas oublier, dit Hammer, que ce qu'il y a d'irrégulier et de dérangé dans la conformation de la bouche, peut aussi bien provenir de causes intérieures que de causes extérieures ; que la régularité naît exclusivement de l'accord qui règne entre ces causes de double nature. »

On ne peut guère porter un jugement buccognomonique sur des individus qui se trouvent sous l'influence instantanée d'une passion quelconque ou d'une émotion imprévue : les passions, la joie même et la douleur bouleversent la bouche la plus régulière, au point de la rendre méconnaissable. Il faut donc juger à l'état calme : c'est le seul moyen d'avoir des signes révélateurs, dont la certitude ne saurait être contestée.

« La bouche la plus belle, dit Lavater, est susceptible de se détériorer, comme la bouche la plus laide est susceptible de s'embellir d'une manière inexprimable.» Mais toute forme de bouche et toute bouche ne peuvent se détériorer ou s'embellir que d'une certaine manière et à un certain degré. Toute personne qui voudra pratiquer la buccognomonie devra donc étudier le degré de perfection et de décadence qu'une bouche peut atteindre. Elle devra, ajoute Hammer, se représenter souvent la bouche la plus imparfaite, en présence de l'action la plus noble ; la bouche la plus belle, en présence de l'action la plus honteuse.

Quel est le moment le plus favorable pour bien étudier la bouche d'une personne ?... C'est le moment où elle nous aborde : le moment qui précède ou qui suit l'explosion d'une passion soudaine.

On doit choisir de préférence les incidents d'une conversation vive et animée pour bien apprécier physiognomoniquement la bouche d'une personne dont on veut connaître le tempérament, le caractère, les qualités et les défauts. L'expansion rend mille fois plus expressifs qu'ils ne le sont ordinairement les mouvements des joues, des lèvres, des mâchoires, et par conséquent de l'arcade dentaire.

Il est reconnu par tous les physiognomonistes que l'expression générale de la figure correspond aux mouvements de la bouche et à la disposition des dents.

« Dans la douleur, dit Lavater, la bouche se contracte ; dans la colère, les lèvres s'agitent, et un fréquen grincement de dents annonce la tempête intérieure dans la joie, elle s'épanouit, comme une fleur au moment où elle reçoit la rosée du matin. »

Mais tout est fragile dans l'organisation humaine, et les diverses parties de la bouche sont surtout sujettes à mille accidents. On comprendra facilement que je n'ai pas à faire ici un cours de nosographie buccale ; mais la physionomie en général, et la bouche en particulier, subissent des modifications, des altérations qui proviennent, les unes d'un vice de nature, les autres de causes fortuites.

Parlons d'abord des vices de nature, ou plutôt des défectuosités buccales, que nous appellerons héréditaires.

Puisque nous voilà astreint à étudier la bouche au point de vue scientifique, physiologique et même physiognomonique, ne nous bornons pas à dire ce qu'elle est, montrons aussi ce qu'elle devrait être ;

Montrons que la plupart des individus affligés de défectuosités, de difformités buccales, ont reçu ce triste héritage de leurs parents.

Montrons que la conformation buccale est un des signes les plus distinctifs, non-seulement de la famille, mais encore de la race, et indiquons quelques moyens pratiques de perpétuer les charmes de la bouche, soit par des mariages bien assortis, soit par les soins donnés aux enfants pendant la première période de la vie.

CHAPITRE VIII

—

Les physiologistes, les médecins eux-mêmes, et surtout les naturalistes, ont toujours admis en principe que
tout individu venant au monde porte sur son visage un
type particulier qui constitue ce qu'on est convenu
d'appeler les ressemblances de famille. Ce fait est si incontestable et si peu contesté qu'il est la base des observations, non-seulement de celui qui veut connaître le
tempérament d'une personne, mais encore de celui qui
cherche à découvrir les qualités ou les défauts de la
même personne, d'après les règles de la physiognomonie.

Il n'entre pas dans le plan, ni dans le but de mes études buccognomoniques d'apprécier les divers systèmes
des savants sur cette partie de la physiologie comparée ;
que d'autres développent les causes de la ressemblance
physique qui existe entre les père et mère et leurs enfants ; qu'ils cherchent à expliquer pourquoi et comment l'être produit ressemble à l'être producteur ; ces
hautes considérations ne font point partie des domaines

de la buccognomonie. Je dois donc me borner à constater que les types héréditaires dans les familles résident principalement dans l'organisation buccale.

En effet, le visage de l'homme forme deux régions bien distinctes : le *front* et les *yeux*, où brille l'intelligence ; la *bouche*, siége des passions et des appétits. Ce principe physiognomonique une fois admis, examinons si l'organisation buccale dans les familles ne porte pas un cachet qui lui est tout particulier.

Aussitôt qu'un enfant vient au monde, quelle partie de son visage examine-t-on d'abord ? Seraient-ce les yeux ? Mais ils sont encore sans expression, bleuâtres, et ne s'éclaircissent que lentement, pour prendre, au bout de quelques mois, leur couleur particulière. Seraient-ce les joues ? Mais elles sont difformes, violacées et bouffies. Serait-ce le nez ? Mais il est aplati, épaté, et ne se modifie entièrement qu'au bout d'une année.

C'est donc sur la bouche que se portent et doivent se porter les premiers regards du père ou de la mère qui cherchent sur la nouvelle petite créature le type spécial de la famille. En effet, la bouche de l'enfant nouveau-né a déjà son caractère particulier, et il est très facile d'y découvrir la ressemblance avec les parents. Au bout de six semaines, l'enfant commence à rire, ce qui prouve évidemment que les organes buccaux sont déjà en plein exercice, puisqu'ils se contractent sous les impressions agréables ou désagréables.

Que de mystères dans le premier sourire d'un enfant, ou plutôt que de secrets révélés, surtout pour les yeux d'une mère !

« Commence, ô petit enfant ! à connaître ta mère par
» ton sourire.

    « Incipe, parve puer, risu loquascere matrem, »

disait Virgile au jeune Marcellus. Virgile, dans ce moment, était buccognomoniste, et empruntait cette douce et suave inspiration à l'intuition buccale.

Oui, la bouche, même chez l'enfant qui vient de naître, est le signe révélateur de la famille, son type, son cachet particulier; et lorsque les yeux, ces deux soleils de l'intelligence, sont encore enveloppés des ombres de la nuit, lorsque le nez, ce trône des grâces, du dédain et de la colère, n'est encore qu'une boule informe; lorsque les joues attendent l'incarnat des sensations intérieures, la bouche seule fonctionne et reproduit plus ou moins exactement le type héréditaire.

Ce phénomène de notre nature a été pour moi l'objet d'observations si nombreuses, qu'il ne peut plus y avoir dans mon esprit de doute à ce sujet. Les père et mère de famille ont eux-mêmes la même conviction, car ils ont remarqué, comme moi, ce même phénomène qui se reproduit à la naissance de chaque enfant. Mais, dira-t-en, à quoi bon chercher à démontrer une vérité palpable pour tout le monde ? Parce que la buccognomonie, science toute nouvelle, et par conséquent exposée à passer sous un feu roulant de contradictions, de critiques acerbes, doit se prémunir contre toutes les attaques, et s'armer de pied en cap. Or, les armes sur lesquelles elle compte le plus sont les axiomes physiologiques, les constatations de la médecine et de la chirurgie. Voilà pourquoi je dois insister sur cette étude préliminaire de la bouche, considérée comme type révélateur de la famille.

D'ailleurs, cet organe se trouvant, par la toute puissance de nature, établi comme siége principal des passions et des appétits, un motif beaucoup plus sérieux encore m'imposait le devoir de prémunir mes lecteurs, surtout les mères de famille, contre certains accidents buccognomoniques dont elles sont loin de connaître la gravité.

Les types particuliers de races, de familles, ont toujours existé et se perpétueront indéfiniment ; de même qu'un rosier ne produit pas de chardons, de même un homme bien conformé et une belle et jolie femme ne produisent pas des enfants laids et cacochymes. Si ce fait se produit quelquefois, c'est une anomalie ; mais la nature s'éloigne si rarement du sentier de la règle générale, que de semblables irrégularités sont signalées par la médecine comme des aberrations fortuites.

L'enfant ressemble donc à ses parents, et c'est principalement sur la bouche que se trouve le caractère de la paternité. Ici commence le rôle de la buccognomonie, ou, pour parler plus généralement, le rôle de la science physiognomonique. En effet, la bouche étant destinée par la nature à servir de siége aux passions et aux appétits, les deux grands mobiles des actions humaines, il est de la plus haute importance que cet organe soit étudié dans le premier âge, pour deux motifs principaux :

Le premier, pour remédier aux difformités buccales;
Le second, pour les prévenir et les empêcher.

C'est le chirurgien-dentiste qui est ordinairement chargé de corriger ce qu'il y a de défectueux dans cette partie du visage. L'édontotechnie a fait depuis quelque temps des progrès si merveilleux, que ses cures réussissent toujours pourvu qu'on s'y prenne à temps.

Mais comment prévenir et empêcher les difformités buccales? Ceci regarde les père et mère, et la buccognomonie devient dans ces circonstances un guide aussi sûr que fidèle.

La bouche de l'enfant ressemble à la bouche du père ou de la mère : si l'un ou l'autre ont l'organisation buccale viciée, soit par des causes accidentelles, soit par des maladies héréditaires, les mêmes accidents, les mêmes maladies se reproduisent chez leurs enfants. Un père ou une mère qui auront les dents cariées, malsaines, malpropres, communiqueront ces vices dentaires à leur petite famille, et la science buccognomonique devra se trouver souvent en défaut si elle est appelée plus tard à prononcer sur l'avenir de l'enfant.

En outre, c'est ainsi que les types dégénèrent, que les races se détériorent. Telle grand'mère qui vit tout Paris admirer sa beauté, est souvent humiliée de la laideur de ses petites filles.

O vous, mères belles ou jolies, qui n'avez pas de plus vif désir que celui de voir revivre chez vos filles votre beauté, vos grâces, votre divin sourire, hâtez-vous de recourir à la buccognomonie, qui peut seule vous indiquer des moyens sûrs pour perpétuer vos charmes héréditaires de génération en génération.

La science buccognomonique prévient et empêche les difformités buccales. J'affirme que ces moyens sont infaillibles toutes les fois qu'on les emploie à propos et avec toutes les mesures de prudence prescrites par les praticiens. Certaines personnes qui ne comprennent et ne pouvaient guère comprendre, avant la publication de notre ouvrage, l'action combinée des causes intérieures et des causes extérieures, nous dirons peut-être que l'étude de l'organisation buccale, au point de vue de la physiognomonie et de la physiologie, ne peut pas jouer un rôle très important dans la connaissance et la guérison des maladies.

Nous leur répondrons, fort de l'autorité des études

et des écrits des maîtres les plus éminents en science médicale et physiologique ; nous leur répondrons avec la certitude donnée par une longue expérience, que la séméiotique ne peut être plus importante lorsqu'il s'agit des soins de la bouche que dans les affections des autres parties du corps humain.

Le tempérament de chaque individu et par conséquent la santé ou l'état maladif, la vigueur ou la débilitation dépendent d'un état analogue chez le père ou chez la mère. Un mari et une femme poitrinaires n'engendrent-ils pas presque toujours des phthisiques ? les scrofuleux, des scrofuleux ? les lymphatiques ne procréent-ils pas des lymphatiques ? etc., etc.

Ces phénomènes, qui prédisposent à la santé ou à la maladie, je les ai remarqués, je les ai étudiés sur la bouche des enfants, des adultes, des hommes faits et des vieillards. J'ai pu constater que de même qu'il y a des races tout à fait distinctes, il existe des familles chez lesquelles la bouche a un caractère tout particulier.

D'où proviennent ces types de famille ? évidemment de l'union conjugale, puisque le proverbe — *tel père, tel fils,* est et sera éternellement vrai.

Il y a d'autres causes, que nous indiquerons plus loin. Mais la principale, la plus influente, c'est la constitution des parents. Comme la fonte qui sort de la fournaise , nous portons l'empreinte du moule.

J'écrirais un gros volume, si je voulais raconter les cas bizarres et extraordinaires que j'ai été à même d'observer, au sujet de la ressemblance buccale entre les parents et les enfants. Il suffira, d'ailleurs, de les indiquer pour convaincre les plus incrédules et les convertir à la buccognomonie. Et qu'on ne s'illusionne pas, ceci est beaucoup plus important qu'on ne le pense. La science buccognomonique prouve et démontre que les signes extérieurs et le caractère particulier de la bouche révèlent, à quelques exceptions près, les penchants, les vertus, les vices de chaque individu, et, par conséquent, sa destinée.

A combien de fatales erreurs et de mécomptes n'exposerait-on pas l'enfant devenu homme ou femme, si, dans le premier âge, on ne prenait les moyens indiqués par l'expérience pour empêcher les irrégularités buccales, tant naturelles qu'accidentelles!

Telle personne douée des plus rares qualités, porterait sur son visage le type de tous les vices et même du crime! Telle autre, dont les traits dessinent primitivement le tout harmonieux qui constitue la beauté, resterait empreinte du type de la laideur.

La perfection des formes est un trésor que la nature a confié aux parents pour le transmettre à leurs enfants; malheur à ceux qui le perdent! la chaîne mystérieuse une fois brisée, il devient presque impossible d'en ressouder les anneaux.

La buccognomonie prête, dans ces circonstances, son puissant appui à la science dentaire ; elle devine de prime abord ce que celle-ci ne découvrait qu'après de longues recherches; à l'aide de l'intuition physiologique, elle remonte à la source des difformités buccales, et tout en sondant la pensée intérieure de l'individu, en lui révélant des secrets dont il ne s'était pas douté jusque-là; tout en élargissant considérablement le domaine de la physiognomonie, elle devient très souvent l'auxiliaire de la chirurgie.

Grâce à ses soins et surtout à son talent de *double vue*, la beauté buccale, héréditaire dans plusieurs familles, se perpétuera comme les fleurs que nous voyons éclore à chaque printemps, aussi belles, aussi brillantes, aussi parfumées que celles de l'année précédente.

La *buccognomonie* y trouvera aussi son profit, car l'organisation buccale s'étant développée naturellement, sans accidents, ses déductions en seront beaucoup plus promptes et plus sûres.

CHAPITRE IX

—

Il a été suffisamment démontré que l'organisation buccale, c'est-à-dire le menton, les joues, les lèvres, les gencives, les dents, la configuration des mâchoires, le sourire, les grimaces, constituent, avec les yeux, la physionomie humaine. La bouche a été de tout temps une mine des plus fécondes en observations, non-seulement pour les médecins et les physiologistes, mais encore pour les philosophes, les artistes et les poëtes.

Il est donc de la plus haute importance pour les familles et même pour les diverses races qui peuplent notre globe, de conserver cet organe dans toute sa beauté, dans toute sa perfection primitive. La bouche se détériore comme toutes les autres parties du corps, et même d'autant plus facilement qu'elle est plus délicate, plus sujette à mille accidents.

D'où vient que chez certains peuples la pureté des formes primitives s'est conservée, même dans les classes populaires, et que chez d'autres, chez les Grecs modernes, par exemple, il y a dégénérescence presque générale? Cela provient évidemment d'alliances successives avec des races inférieures. Cherchez aujourd'hui dans Athènes le type d'Antinoüs, un des magnifiques profils de Phydias, le sourire de Vénus, la majesté de Junon, déesses copiées sur les Athéniennes du temps de Périclès.... Vous ne trouverez que des types vulgaires et presque difformes. Les Barbares ont passé par là et ont laissé partout la laideur des Visigoths, des Huns et des Vandales.

Appliquant spécialement à la bouche cette dégénérescence des races si justement réputées les plus belles, je dirai, avec pleine et entière connaissance de cause, que le mariage joue un très grand rôle dans les conservations des types buccaux.

En effet, la médecine constate tous les jours que l'union conjugale est très souvent, pour des personnes bien constituées, même très robustes, une cause de maladies cruelles et de mort anticipée. J'ai pu observer sur la bouche les mêmes causes, produites par les mêmes effets.

Il y a deux ans, un jeune officier de marine, qui avait longtemps séjourné sous les latitudes des mers polaires, vint me consulter sur une maladie cruelle; j'ai nommé le scorbut, très difficile à guérir lorsqu'il est passé à l'état chronique. Je soignai le jeune officier pendant six mois, et comme il s'impatientait des lenteurs de la guérison, il me dit un jour :

— Dans deux mois, je me marie; les traces de mon mal auront-elles disparu ?

— J'en doute; mais avec des remèdes énergiques, on peut arriver à ce résultat.

— Je me soumets à toutes vos prescriptions, je les suivrai fidèlement.... Ma fiancée est si jolie, docteur....

Elle a des dents blanches comme des perles, et je ne veux pas lui apporter en échange une bouche ravagée par le scorbut.

— Ce serait vraiment dommage, lui répondis-je...

Les deux mois expirés, l'officier vint chez moi, suivi de sa jeune femme, et je constatai que sa dentition était parfaite ; un an plus tard, l'officier m'annonça qu'il était père ; je vis l'accouchée ! une modification terrible s'était opérée dans sa bouche : les dents portaient les premières empreintes d'un tartre visqueux ; les gencives étaient tuméfiées et sanguinolentes. Je reconnus facilement le sco but et prescrivis immédiatement les remèdes les plus efficaces.

— Docteur, me dit l'officier en m'accompagnant, ma femme a le scorbut.

— Je le crains; vous auriez dû attendre que votre guérison fût complète avant de vous marier...

Des soins assidus préservèrent la jeune femme d'atteintes plus graves, mais sa bouche n'a jamais recouvré sa beauté qui était une merveille.

De plus, chez le nourrisson, la première dentition s'opéra avec de grandes difficultés, et il fallut recourir à tous les moyens fournis par l'odontotechnie.... La maladie du père était passée dans la constitution de l'épouse et de l'enfant.

Je pourrais multiplier à l'infini les citations de faits à peu près semblables ; mais celui-ci doit suffire pour apprendre aux pères et mères combien ils doivent être prudents lorsqu'ils marient leurs enfants : la buccognomonie sera pour eux, à l'avenir, un guide certain ; les personnes qui n'y auront pas recours témoigneront de leur insouciance à conserver, sans altération, le type longtemps héréditaire dans leur famille.

De plus, une bouche saine, une bonne dentition sont les signes infaillibles d'un bon tempérament, et par conséquent d'une bonne santé. Or, j'ai pu constater mille fois que les modifications buccales influent beaucoup, non-seulement sur le tempérament des personnes, mais encore sur leur caractère.

Avec de mauvaises dents, la mastication des aliments ne s'opère que difficilement et d'une manière imparfaite. De là proviennent les digestions pénibles, la débilitation de l'individu, un état maladif presque continuel. Il ne faut pas être un observateur bien profond pour acquérir la conviction que les moindres indispositions modifient du tout au tout le caractère d'un individu, surtout chez les femmes.

Un vieux refrain du XVIIe siècle se termine par ces deux vers :

> Vive la santé ;
> C'est la gaîté.

Le vieux chansonnier devait être un peu médecin, et même physiologiste. Sans la santé, pas de gaîté possible ; sans bonnes dents, pas de bonne digestion ; sans bonne digestion, pas de bien-être.

Donc, les personnes qui se marient doivent bien s'assurer si les dents de celle ou de celui qu'on va épouser ne laissent rien à désirer. Sans cette précaution, elles s'exposeraient à de fréquentes tempêtes qui viendront troubler la paix du domicile conjugal. Ne suffit-il pas d'une mauvaise dent pour occasionner de très vives douleurs, qui font instantanément de la personne la plus douce, la plus gaie, un être acariâtre, atrabilaire, insupportable ? Beaucoup de raisons me portent à croire que Xantippe avait de mauvaises dents : sans cela elle n'aurait pas tant tourmenté le philosophe Socrate.

L'odontalgie suffit pour rendre méconnaissable, au physique comme au moral, l'homme le plus stoïque, et à plus forte raison la femme, qui est douée, ou plutôt affligée d'une plus grande sensibilité nerveuse. Ne vous est-il pas arrivé de rencontrer des personnes que la perte d'une dent plongeait dans la douleur la plus profonde et dans une mélancolie intolérable? Les femmes surtout, qui tiennent à être belles, ou du moins à paraître telles, parce qu'elles savent par instinct que leur beauté est un infaillible moyen de domination..., les femmes apprécient beaucoup mieux que les hommes le proverbe castillan qui dit :

> Mas vale un diente
> Que un diamante.

Oui, *une dent vaut plus qu'un diamant*, puisque la moindre brèche à l'arcade buccale suffit pour détruire la ravissante harmonie de tout l'organe.

Il suffit d'avoir un peu vécu dans le grand monde et d'avoir observé les physionomies pour se convaincre que la configuration buccale présente une multitude de traits particuliers aux habitants de telle ou telle contrée, aux membres de certaines familles.

Le physionomiste Camper de Franeker a laissé, à ce sujet, des observations très judicieuses et des axiomes admis par les savants ; il a étudié la physiognomonie, en commençant par le nègre, qui se rapproche du singe, et en suivant les degrés intermédiaires pour arriver jusqu'au type européen dans sa perfection relative.

Kant dit, dans le tome deuxième de sa *Philosophie pour tout le monde :*

« L'homme était destiné pour tous les climats et » pour toutes les natures de sol ; il fallait, par consé-

» quent, différents germes et dispositions naturelles sus-
» ceptibles, selon l'occasion, d'être développés ou ré-
» primés, afin qu'il convînt à sa place dans le monde et
» parût en quelque sorte né dans cette place ou créé
» pour elle dans la suite des générations.

» L'air et le soleil semblent être les causes qui influent
» intimement sur la faculté génératrice, et qui produisent
» un développement durable des germes et des disposi-
» tions, c'est-à-dire fondent une race. »

Kant est dans le vrai, l'air et le soleil influent, non-
seulement sur l'organisme humain en général, mais encore sur la bouche en particulier. Ses observations sont
si vraies que toute personne qui s'est tant soit peu oc-
cupée de buccognomonie appliquée aux races, peut facilement distinguer les types à la seule conformation des
lèvres, à la manière dont la bouche s'ouvre ou se contracte au moment de l'émission de la parole.

« La bouche relevée et gonflée, que les nègres ont de
» commun avec les singes, dit Winckelmann, dans son
» *Histoire de l'art*, est une croissance surabondante et
« une tumeur occasionnée par la chaleur de leur climat,
» comme nos lèvres, à nous Européens, se gonflent par
» la chaleur ou par l'usage des liquides trop salés, et,
» chez quelques hommes, par suite d'un accès de co-
» lère. »

Le docteur Broo dit, dans son *Essai sur les races humaines :*

« Considérée de profil, la figure du Hottentot est hi-
» deuse d'animalité ; les lèvres livides s'y avancent en un
» véritable grouin, contre lequel s'aplatissent, se con-
» fondent, pour ainsi dire, de vrais naseaux ou narines
» qui s'ouvrent presque longitudinalement et de la façon
» la plus disgracieuse. »

« Chez les Australiens, dit Bory de Saint-Vincent, les
» mâchoires, très prolongées antérieurement, réduisent
» l'angle facial à 75 degrés au plus ; les dents sont sen-
» siblement proclives à la mâchoire inférieure ; les lè-
» vres, particulièrement celle du haut, hideusement
» épaisses et proéminentes, formant une sorte de mu-
» seau, donnent au visage la plus déplorable ressem-
» blance avec les singes. »

Je pourrais multiplier ici les témoignages des physiologistes, des physiognomonistes, des voyageurs les plus
célèbres, concernant les types buccaux étudiés d'après
les diverses races (1).

Il est donc utile, au suprême degré, pour les pères de
famille, pour les mères surtout, de se précautionner à
l'aide de la buccognomonie, lorsqu'ils marient leurs enfants.

Il répugnerait à une mère d'unir sa fille avec un bossu,
avec un scrofuleux, et elle aurait infiniment raison. Elle
doit, pour les mêmes motifs, rejeter l'alliance de tous pré-
tendants dont la bouche est atteinte de défectuosités héréditaires ; dans le cas contraire, elle s'expose à voir les
dents de sa fille se détériorer quelque temps après le mariage, et, qui plus est, à avoir de petits enfants édentés
ou affligés d'une bouche difforme.

Ce que je dis du mariage et de son influence sur la
bouche, s'applique à une longue cohabitation.

*Il faut des époux bien assortis pour que la paix règne
dans le ménage,* disaient nos aïeux.

Ce proverbe n'a rien perdu de son actualité, et l'appli-

(1) Nous consacrons plus loin un chapitre aux silhouettes
buccognomoniques chez les diverses nations de l'univers.

quant à l'organisation buccale, je dirai, d'accord avec les plus célèbres physiognomonistes :

Tout mariage sera heureux si les bouches sont bien assorties.

Et les édentés, va-t-on me dire, que deviendront-ils? Les condamnez-vous au célibat?

Dieu m'en garde... seulement les édentés épouseront des édentées; les scorbutiques, des scorbutiques, etc.; de cette sorte les infirmités buccales ne se propageront pas dans toutes les familles, et plus tard dans la population de vastes pays.

Conservons donc la distinction, l'aristocratie de la bouche, le temple de la parole et des sons harmonieux, ce sphinx céleste qui cache tant de secrets et les révèle avec un si tendre abandon.

O vous, mères de famille, qui avez reçu de la nature les dons célestes de la beauté, n'oubliez pas que la Providence vous a établies gardiennes ou plutôt dépositaires d'un trésor inappréciable que vous devez transmettre à vos enfants, surtout à vos filles, dans tout son éclat, dans toute sa pureté !

Lorsque viendra le jour de leur choisir un époux ou d'agréer celui qui aura été choisi, souvenez-vous de mes préceptes buccognomoniques. Songez bien que la bouche, autant que les yeux, est le miroir de l'âme et même la révélation du cœur.

Tout fiancé, dont l'organisation buccale vous paraîtra défectueuse ou maladive, devra être rejeté par vous sans concession et sans pitié.

A ce prix, vous maintiendrez la pureté de votre famille, et lorsque la vieillesse viendra ravager vos gencives ; lorsque vos dents tomberont une à une, comme

les feuilles au commencement de l'automne, vous aurez
la consolation de vous voir revivre dans vos petits enfants dont les dents irréprochables vous rappelleront que
votre bouche fut longtemps ornée de trente-deux diamants.

CHAPITRE X

—

L'enfance réclame, de la part des parents, non-seulement des soins assidus, mais encore une sollicitude extrême, et cette sollicitude doit se porter principalement
sur les modifications qu'éprouve la bouche des petits
nourrissons.

La première dentition ou éruption des dents de lait est
considérée, par les médecins, comme une époque des
plus critiques.

Le *divin* Hippocrate remarqua, le premier, que la
santé de l'enfant était conforme à celle de la mère ; il
constata que si une femme enceinte a une maladie grave,
les germes des dents de son enfant en reçoivent une impression nuisible ; de là, dit-il, proviennent cette texture
délicate ou difforme qu'on observe à quelques dents,
cette disposition à la carie.

Nous avions donc raison de dire que le mariage exerce
une très grande influence sur l'organisation buccale.

D'après Bichat, il est très difficile de déterminer l'é-
poque à laquelle les follicules membraneux, contenus

dans des alvéoles, et isolés par de minces cloisons, se forment chez le fœtus. Au moment de la naissance, on trouve déjà des traces de la première dentition; toute la couronne est formée; le commencement de la racine se présente sous la forme d'un tuyau large et à parois très minces; la dent est encore molle et gélatiniforme.

Les mâchoires et le tissu compacte qui les recouvre n'éprouvent aucune modification jusqu'au quatrième mois de la naissance; mais peu à peu les cavités alvéolaires se prolongent, et bientôt la dent, ne pouvant plus être contenue dans l'alvéole, finit par percer le tissu qui constitue la gencive.

Aussitôt que la dent est sortie, les tissus membraneux s'unissent par leurs bords, adhèrent ensemble à son collet, et en assurent la solidité en formant un bourrelet circulaire (1), et telles sont les seules observations anatomiques que nous mettrons sous les yeux de nos lecteurs, qui doivent se préoccuper des moyens de faciliter la première dentition beaucoup plus que de la manière dont les dents se forment chez le fœtus.

Des symptômes fâcheux précèdent et accompagnent très souvent l'éruption des dents de lait ; cette éruption s'annonce presque toujours par la chaleur de la bouche et la rougeur des joues, par le gonflement des gencives.

Hippocrate dit à ce sujet, dans la troisième section de ses *Aphorismes* :

« Il survient aux enfants, dont les dents sont sur le
» point de percer, démangeaison de gencives, convul-
» sions, fièvres, diarrhées, surtout lorsque les canines
» percent, et aux enfants qui sont les plus gras, ainsi
» qu'à ceux dont le ventre est resserré. »

(1) *Dictionnaire des sciences médicales.*

Nous n'insisterons pas sur les dangers trop nombreux de la première dentition, pour deux motifs principaux :

Le premier, parce que nous n'avons pas à écrire un traité de pathologie, mais de physiologie buccale ;

Le second, parce qu'il suffit d'avoir averti les mères et nourrices qu'elles doivent redoubler de tendresse et de sollicitude, puisque chez ces frêles créatures qu'on appelle *petits enfants*, le moindre danger est bientôt suivi des symptômes les plus alarmants.

Pendant tout le temps que dure l'allaitement, la mère ou la nourrice doivent s'abstenir d'aliments trop succulents, de boissons spiritueuses ; elles doivent surtout se tenir en garde contre les passions très vives, telles que la colère, la tristesse.

Les médecins ont observé que les maladies éprouvées par les mères pendant leur grossesse, leur nourriture, contribuent pour une grande part aux accidents qui surviennent pendant la période de la première dentition.

Voici, du reste, comment se manifestent les symptômes de l'éruption des dents de lait : les jeunes nourrissons éprouvent une titillation un peu douloureuse, et précédée d'une légère salivation ; le bord des gencives s'aplatit ; les pommettes se colorent d'une vive rougeur et il survient, dans quelques cas, des ophthalmies, qui disparaissent après l'éruption des dents.

A mesure que les gencives sont travaillées par la dent qui pousse, elles augmentent de volume, deviennent très sensibles. Une mère attentive remarquera que le point du tissu qui correspond à la dent qui va percer, blanchit de jour en jour ; qu'il se produit un léger gonflement du visage et des glandes sous-maxillaires.

Le plus souvent, il faut abandonner la première dentition aux soins de la nature, et les cas où l'on a besoin de recourir au médecin-dentiste sont heureusement des exceptions.

Voici quelques conseils concernant l'hygiène des enfants pendant la première dentition : Le lait de la nourrice doit être séreux et très doux ; l'enfant ne recevra pas d'autre aliment, si toutefois il digère bien le lait et si la nourrice lui en fournit en quantité suffisante.

Je conseille aussi aux mères et aux nourrices de présenter souvent le sein à l'enfant, avec la précaution de le lui ôter à propos ; de cette sorte, l'enfant ne sera pas trop nourri et la nourrice ne s'épuisera pas.

Une mère bien soigneuse doit épancher fréquemment du lait dans la bouche de son enfant ; cet épanchement, fait avec intelligence et sollicitude, rafraîchit la cavité buccale, qui est très échauffée lorsque l'éruption des premières dents est pénible, douloureuse. Je ne saurais trop dire que le lait est un remède souverain pour les petits nourrissons.

Si toutefois le lait de la mère ou de la nourrice ne suffit pas à l'alimentation de l'enfant, on pourra recourir, soit à un mélange de lait de vache et d'émulsion, soit aux crêmes de riz.

Si l'irritation se prolonge et fait craindre des convulsions, il faut se hâter de recourir à la diète, aux bains tièdes, dont l'efficacité n'est contestée par aucun médecin.

Mères de famille, provoquez le sommeil des enfants, soit en les berçant doucement, soit en faisant régner le silence autour du berceau, soit en diminuant la lumière de l'appartement. Ayez recours aux frictions faites très légèrement avec des substances émollientes ; vous pouvez même frotter les gencives de l'enfant avec le doigt. Hippocrate recommandait cette pratique aux Athéniennes de son temps. Vous ne tarderez pas à vous aperce-

voir du plaisir que ce frottement cause au nourrisson...
Vous serez bientôt récompensées de vos tendres soins.

« Oh ! s'écrie avec raison M. Duval, quelle jouissance
pour une mère sensible quand la dernière des vingt
dents de lait a percé !

» Le sourire gracieux de son enfant, auquel la présence de ces dents ajoute tant de charmes, n'est plus
mêlé d'inquiétude; leur bel arrangement et leur blancheur font l'objet de son admiration, et déjà elles lui
donnent l'espoir que celles qui les remplaceront auront
les mêmes avantages... »

Une mère doit-elle sevrer son enfant pendant la première dentition?... Non, car il est démontré que le lait
est la seule nourriture propre à ces frêles et délicates
créatures, tant qu'elles n'ont pas encore de dents.

Je ne saurais trop conseiller l'usage des bains tièdes,
tout en interdisant les bains chauds et froids.

« C'est par l'usage des bains tièdes, dit Hippocrate,
qu'on met l'enfant à l'abri des convulsions, qu'on faci-
lite son accroissement et qu'on lui procure un teint frais
et coloré. »

Il faut bien s'abstenir de toutes lotions. M. Duval dit
avec raison, dans ses *Conseils aux mères de famille et
aux nourrices :*

« Si les bains tièdes sont très salutaires, il ne faut pas
croire qu'il en soit de même des lotions. Le corps,
mouillé avec de l'eau chaude qui se refroidit promptement, tremble et frissonne ; il n'en faut user que pour
quelques parties du corps, mais jamais pour la partie de
la tête qui est couverte de cheveux. »

Le même auteur ajoute :

« Frottez plutôt la tête des enfants avec des brosses
de chiendent et autres ; peignez-la quand les cheveux le

commandent, et pour n'y laisser ni pellicules ni duvet, ayez recours à une éponge bien sèche ou à un morceau d'étoffe de 'aine. Plusieurs personnes d'un certain âge, après s'être lavé la tête avec de l'eau chaude ou froide, éprouvent des maux d'oreilles, et surtout de dents. Les enfants ne courent pas moins de risques, lors même qu'on ne voit aucune trace de l'organe dentaire : il est encore caché sous la gencive, mais il n'en est pas moins affecté. »

Mères et nourrices, sachez donc que, d'après le témoignage des médecins du premier âge, un sixième des enfants périt des accidents ou des douleurs qui viennent compliquer l'éruption des dents de lait. Si, vers le quatrième mois, l'enfant vomit le lait, s'il tette avec avidité, s'il quitte le sein avec dépit, si les yeux sont rouges, si le sommeil est inquiet, si les amygdales et les glandes lymphatiques du cou se gonflent, craignez une dentition difficile.

Quant aux *convulsions* ou mouvements convulsifs, ne vous laissez pas effrayer outre mesure par ces symptômes. Le meilleur moyen d'y remédier, c'est de mettre vos enfants dans un bain tiède.

Zimmermann, le grand observateur praticien, dit :

« Les convulsions sont sur le point d'éclater s'il survient des grincements de dents et un tremblement des lèvres. »

D'après Hippocrate, qui s'occupe spécialement des maladies de l'enfance :

« On observe les convulsions plus particulièrement pendant les chaleurs de l'été. »

La science moderne a récemment admis les observations et les préceptes hygiéniques sur les dangers de la première dentition.

Si les douleurs sont très aiguës, employez les calmants et les bains.

Si l'inflammation des gencives prend un caractère alarmant, le lait, toujours le lait, est le remède souverain.

Il importe par-dessus tout de surveiller l'hygiène des nourrices.

« La préparation du lait, dit M. Duval, est-elle toujours selon le vœu de la nature ? Qui ne sait que le lait participe à la qualité des aliments de la mère et de la nourrice ? Qui ignore que l'insomnie, le travail forcé et les sueurs en altèrent la bonté, ainsi que les passions trop vives ?...

» Cessez plutôt de nourrir vos enfants, mères qui les négligez ou qui ne les aimez que pour en faire des joujoux ; autrement, la dentition marchera, mais avec des accidents qui ne vous laisseront que des regrets (1). »

Les soins les plus assidus, l'hygiène la mieux réglée ne sauraient prévenir les nombreux accidents de l'éruption des dents de lait. Il survient quelquefois des obstacles directs par la trop grande résistance des gencives, par la mauvaise disposition des alvéoles, et dans ces cas exceptionnels, il faut se hâter de recourir à l'expérience des praticiens, qui ne devront pratiquer l'incision des gencives qu'à la dernière extrémité. Cette incision amène souvent des résultats très favorables.

Comment il faut diriger la seconde dentition. Pour conserver le type buccal de sa famille dans toute sa pureté, il ne suffit pas d'avoir donné les soins les plus tendres, les plus assidus à la première dentition.

Demandez à un arboriculteur si, pour avoir de beaux

(1) *Dentiste de la jeunesse.*

fruits, il suffit d'avoir préservé les fleurs des gelées du printemps; il vous répondra qu'il y a beaucoup d'autres précautions à prendre.

Il en est de même pour la bouche : il faut surveiller, diriger la seconde dentition, qui comprend :

La chute des vingt dents de lait ;

Leur remplacement par les dents secondaires et qui doivent être permanentes.

Si vous examinez la mâchoire d'un enfant avant l'éruption des dents permanentes, vous observerez une rangée de follicules situés au-dessous ou à côté des dents primitives. Tout à coup, les incisives tombent et font place à celles qui doivent les remplacer.

Vers la sixième année, le nombre des dents augmente de quatre : ce sont les premières grosses molaires. De dix à douze ans, il vient quatre autres molaires qui se placent à côté et en arrière de celles-ci; il pousse encore quatre autres molaires de seize à vingt ans et au delà : ce sont les dents dites vulgairement de *sagesse*.

Ce qu'il faut principalement empêcher dans la seconde dentition, c'est la mauvaise direction que prennent les dents. Ceci fait partie de la chirurgie et de la thérapeutique buccales.

D'après l'Anglais Fox, l'irrégularité des dents permanentes est le plus souvent occasionnée par la résistance qu'opposent les dents de lait qui se trouvent les plus voisines, ce qui arrive toujours si les dents de lait sont petites et rapprochées les unes des autres, car les dents permanentes incisives étant beaucoup plus larges que les dents de lait, elles demandent plus de place. Mais, comme l'espace qui résulte de la mue des dents temporaires est trop étroit pour le placement régulier des dents permantes, celles-ci sont exposées à se presser contre les dents voisines, ce qui les détourne fréquemment de leur bonne direction (1).

« Si vous apercevez, dit Bunon, une dent nouvelle dont le volume excède la capacité de la place qu'occupait la première, il faut, pour la mettre à son aise, ôter les deux dents voisines, sans attendre qu'elles tombent naturellement. Si vous ôtez ces dents à propos, vous faciliterez la venue des autres et vous leur ménagerez une place commode. Les canines sacrifiées aux incisives, et les petites molaires aux canines, leur laissent un espace libre pour prendre d'elles-mêmes un bel arrangement. »

« Les dents, dit Bourdet, viennent souvent mal rangées, parce qu'on néglige de leur donner la place convenable à mesure qu'elles sortent, en ôtant les dents de lait qui les gênent dans leur développement.

» Pour procurer un bel ordre aux dents, ajoute le même auteur, il suffirait que le dentiste chargé de gouverner la bouche d'un enfant, le prît dès l'âge de sept ans jusqu'à sa quatorzième ou quinzième année, et qu'il eût soin de la visiter seulement tous les trois mois; l'on éviterait ainsi d'employer les fils, les plaques et autres instruments qui servent à redresser les dents ; ces moyens sont sans contredit beaucoup plus douloureux et plus fatigants que la simple extraction des dents qui nuisent à l'arrangement des autres. »

Mères de famille, voulez-vous que vos garçons et surtout vos filles aient des dents saines et dans un bel ordre? ayez recours aux conseils d'un praticien qui aura mérité toute votre confiance ; il reconnaîtra, à pre-

____

(1) *History of human teeth.*

4

mière vue, la disposition des mâchoires dans le temps que les dents se renouvelleront.

Par l'étendue des mâchoires et par le volume des dents de lait, il jugera de l'arrangement que les dents permanentes peuvent prendre, et cet arrangement sera dirigé par lui en toute sécurité.

Mais, va-t-on me dire, nous connaissons plusieurs personnes dont les dents sont très bien rangées, sans que jamais, dans leur enfance, on y ait fait la moindre attention.

Assurément, si la mâchoire a une étendue suffisante, et si les dents de lait ne nuisent point à celles qui viennent, on peut laisser agir la nature toute seule. Mais, pour un petit nombre de personnes privilégiées sous le rapport de l'organisation buccale, combien d'autres sont affligées de difformités si on néglige de prendre les soins convenables.

Très souvent, pendant l'éruption des dents permanentes, il survient aux gencives des tuméfactions précédées d'inflammation, parce que le tissu, devenu trop compacte, empêche la dent de percer. Dans ces cas, malheureusement trop fréquents, les gencives prennent une couleur sanguinolente, et il se manifeste des abcès qui percent la joue et arrivent jusqu'à la partie extérieure.

Lorsque l'éruption des dents permanentes est terminée, les adultes doivent entretenir leur bouche dans la plus grande propreté ; plusieurs personnes, sans donner le moindre soin à leurs dents, ne les ont jamais sales, ni atteintes par le tartre ; hélas ! ce n'est qu'une exception, car presque tout le monde, après le sommeil surtout, sent ses dents comme agglutinées par une substance limoneuse, qui augmente chaque jour et forme bientôt une couche épaisse, si on n'est pas très soigneux de sa bouche.

Nous aurons bientôt occasion de parler de la thérapeutique et de l hygiène buccales, de l'emploi des moyens artificiels, tels que dentifrices, élixirs et opiats. Nous avons hâte de rentrer sur le terrain beaucoup plus agréable de la physiologie, et principalement de la buccognomonie, objet principal de nos études.

DEUXIÈME PARTIE

PHYSIOLOGIE BUCCALE

CHAPITRE PREMIER

INFLUENCE DE LA CONFORMATION DE LA BOUCHE
SUR LA PHYSIONOMIE.

Nos lecteurs comprennent déjà combien est important le rôle de la conformation buccale sur l'ensemble de la physionomie. Le contour des lèvres, surtout le sourire, la forme des mâchoires, les gencives, les dents, constituent en quelque sorte la beauté du visage et lui impriment un caractère particulier qu'on appelle physionomie.

Cette importance de la bouche est si réelle, que les plus grands artistes, les naturalistes les plus célèbres, lui ont consacré des études spéciales. Avec une bouche parfaite, une femme ne saurait être laide, et les yeux

eux-mêmes ne jouent, dans cette circonstance, qu'un rôle secondaire ; pour donner à nos assertions l'autorité nécessaire, et les faire accepter sans autre contrôle, nous allons leur donner pour appui les observations de Lavater et Winckelmann ; le premier, fondateur de la physiognomonie ; le second, historien de l'art chez les anciens.

APPRÉCIATION DE LA BOUCHE HUMAINE PAR LAVATER.

La bouche, dit le père de la physiognomonie moderne, est le représentant de l'esprit et du cœur. Lecteurs, n'attendez rien de ma part sur le plus actif et le plus expressif de nos organes ; la tâche est au-dessus de mes forces.

Mystère étonnant, quand seras-tu éclairé ! Volonté du Tout-Puissant, quand te manifesteras-tu ?...

Pourquoi ne voyons-nous pas ce qui est en nous ? Pourquoi ne pas jouir de nous-mêmes ? Les observations que je suis à portée de faire sur la bouche de mon frère, ne seront-elles pas suivies d'un retour sur moi-même ?... ne me feront-elles pas sentir que ma bouche aussi découvre mon intérieur ?...

On remarque un parfait rapport entre les lèvres et le caractère ; qu'elles soient fermes, qu'elles soient molles ou mobiles, le caractère est toujours d'une trempe analogue.

Une bouche bien close, si toutefois elle n'est pas affectée ou pointue, annonce le courage ; en effet, dans les occasions où il s'agit de faire preuve de beaucoup d'énergie, les personnes même qui ont l'habitude de tenir la bouche ouverte, la ferment ordinairement.

La bouche est la partie qui, de tout le visage, marque le plus complétement les mouvements du cœur. Lorsqu'il se plaint, la bouche s'abaisse par les côtés ; lorsqu'il est content, les coins de la bouche se relèvent ; lorsqu'il a de l'indécision, la bouche se pousse en avant et s'élève par le milieu.

La bouche, vue de profil, n'admet que trois formes principales :

Ou bien la lèvre de dessus déborde celle d'en bas ;

Ou bien elles sont placées en ligne perpendiculaire ;

Ou bien c'est la lèvre de dessous qui avance.

Dans la bouche de l'Apollon grec, regardé comme le type de la beauté virile, on démêle un air de mécontentement qui avoisine le mépris ; mais cette légère dissonance ne trouble point la divine harmonie de l'ensemble.

En effet, cette faible teinte d'inquiétude est absorbée par un fonds inépuisable d'énergie et de calme.

La lèvre d'en bas semble un peu épaisse et commune.

On peut admettre trois classes principales pour les différentes formes de la bouche :

Dans la première, Lavater range les bouches dont la lèvre supérieure déborde celle d'en bas : cette conformation est un signe distinctif de *bonté*.

Dans la seconde, les bouches dont les lèvres sont également avancées, de manière qu'une règle appliquée sur les deux extrémités décrive une perpendiculaire, c'est, d'après Lavater, la classe des gens *honnêtes* et *sincères*.

Le même physionomiste établit une troisième classe pour les bouches dont la lèvre d'en bas dépasse celle de dessus ; mais la saillie de la lèvre d'en bas varie quelquefois si prodigieusement, ses contours sont tellement divisés et si difficiles à fixer, qu'une qualification générale pourrait aisément donner lieu à des erreurs ou à des abus. Cette configuration buccale peut se rapprocher aux caractères *tempérés*, qui offrent un mélange de flegme et de vivacité.

S'il fallait désigner les trois classes par des noms génériques, on pourrait, d'après Lavater et les physionomistes qui ont propagé ses doctrines, appeler la première, *sentimentale*; la seconde, *loyale*; la troisième, *irritable*.

Une bouche resserrée, dont la fente court en ligne droite, et où le bord des lèvres ne paraît pas, est l'indice du sang-froid, de l'esprit appliqué, ami de l'ordre, de l'exactitude, de la propreté. Si elle remonte en même temps aux deux extrémités, elle suppose un fonds d'affectation, de vanité, de prétention poussée à l'excès, peut-être aussi un peu de malice, résultat ordinaire de la frivolité.

CHAPITRE II

—

Tout le monde admet que les physionomies de famille sont aussi réelles que les physionomies nationales : nier le fait, en ce qui concerne la bouche et le visage en général, ce serait contester ce qu'il y a de plus évident.

Voici quelques observations faites par les plus célèbres physiognomonistes.

—

Quelque borné, quelque stupide que soit le père, pourvu que la mère soit une femme sensée, les enfants auront de l'intelligence.

—

Les garçons paraissent hériter de préférence du caractère moral du père et des facultés intellectuelles de la mère.

—

Pour bien démêler la ressemblance des enfants avec leurs parents, il faut commencer à l'étudier une ou deux heures après la naissance.

—

Si les enfants, à mesure qu'ils grandissent, continuent de ressembler visiblement et de plus en plus aux parents par la forme du visage, principalement par la bouche, on peut en inférer une ressemblance de caractère.

—

La complexion de la mère influe sur la forme du visage et sur le système nerveux ; à moins que par un effet de l'imagination et de l'amour, elle ne se soit trop fortement imprimée la physionomie du mari.

—

On voit des enfants qui, après avoir ressemblé quelque temps au père, quittent leurs premiers traits pour se rapprocher ensuite de ceux de la mère ; cette modification s'opère principalement sur la bouche.

—

Les défectuosités, connues sous le nom d'*envies*, ne dérivent pas du père, mais presque toujours de la mère.

—

Il est des formes et des traits de visage qui se perpétuent de génération en génération ; d'autres qui disparaissent dans très peu de temps : ce sont les formes de visage caractérisées qui passent souvent à la postérité la plus reculée.

—

Les *bâtards* ressemblent ordinairement à l'un des parents beaucoup plus que les enfants légitimes.

—

Plus les parents s'aiment, plus leurs sentiments sont purs et intimes, et plus les physionomies des enfants forment un heureux mélange de celle du père et de la mère.

—

De tous les tempéraments, dit Lavater, il n'en est aucun qui se propage plus aisément que le *sanguin*.

—

Le tempérament *mélancolique* du père devient souvent héréditaire par la seule crainte de la mère.

———

OPINION DE WINCKELMANN SUR LA BOUCHE HUMAINE.

« La bouche est, conjointement avec les yeux, la plus belle partie du visage ; la beauté de sa forme est si connue, que je n'ai pas besoin d'en faire la description.

» Tout le monde sait que la lèvre inférieure doit être plus pleine que la lèvre supérieure, ce qui fait naître au-dessous cette inflexion sensible qui donne au menton un arrondissement plus complet à l'une des belles statues de Pallas, conservées à la villa Albani : la lèvre inférieure avance sensiblement, pour mieux prendre l'air de gravité qui convient à cette déesse.

» Aux figures humaines de l'ancien style, les lèvres sont ordinairement closes, mais aux figures divines de l'un ou l'autre sexe, elles sont entr'ouvertes. Aux statues de Vénus, les lèvres sont demi-closes, pour exprimer la langueur, le désir et l'amour ; cette même remarque peut être appliquée aux figures héroïques.

» Il en est tout autrement des figures faites pour ressembler au naturel ; les têtes des Césars ont, sauf exception, les lèvres fermées.

» A quelques têtes du style ancien, le bord des lèvres
est tracé par une ligne tranchante.

» Très peu de figures qui expriment le rire, tels que
les satyres et les faunes, ont les dents visibles ; quant aux
figures de divinités, représentées avec cette expression
de bouche, Winckelmann déclare n'avoir vu qu'une statue d'Apollon, conservée au palais Conti. »

Ainsi, les hommes les plus compétents reconnaissent
et proclament que de la beauté, de la régularité de la
bouche dépendent la beauté et la régularité de la physionomie. On ne saurait donc veiller avec trop de soin
sur la conservation de cet organe, recourir trop tôt
aux moyens indiqués par la science pour en prévenir
les défectuosités ou les faire disparaître.

Nous voilà donc en présence de ce trône du sourire,
de ce temple mystérieux de la voix et de la parole.

Admirons, et puis cherchons à connaître.

CHAPITRE III

—

Le rire, disent Lavater, Winckelmann et Hammer, se manifeste par le mouvement des lèvres, presque autant que par les yeux.

Une bouche toujours prête à rire, dit Pernetty, annonce un imbécile, un inconstant, un homme crédule et vain.

Toute personne qui ne rit que de la bouche et des narines, est trompeuse et peu sincère : ce rire est toujours bref.

Toute femme qui ne rit pas de peu, est ingénieuse, prudente, droite et douée d'une grande patience.

Les femmes qui tournent la bouche en riant, comme l'on fait quelquefois par dérision, sont arrogantes, colères, menteuses, opiniâtres.

Tout homme qui rit rarement et dont le rire est bref, a une grande fermeté dans ses résolutions; il est discret, laborieux; il est fidèle; on peut, on doit même le choisir pour ami.

La femme qui rit avec éclat et facilement, est crédule, inconstante, envieuse.

La femme dont la bouche est continuellement contractée par un sourire forcé, dont les incisives supérieures s'avancent sur les inférieures, surtout si elle admire avec complaisance ses petits pieds, est orgueilleuse et entêtée ; les plus célèbres physiognomonistes ont émis la même opinion à ce sujet.

Toute femme dont la physionomie gagne par le sourire, sans que le rire dérange le moins du monde la parfaite harmonie de la bouche, est presque toujours douée d'une grande noblesse et d'une grande aménité de caractère ; on peut en dire autant de celle qui sourit gracieusement sans le vouloir, et inspire ainsi aux personnes qui l'abordent une respectueuse sympathie.

Montrez-vous très circonspect, dit Lavater, avec toute femme qui rit peu mais sourit beaucoup, et dont le perpétuel sourire porte l'empreinte de l'ironie.

Lavater et Herder reconnaissent quatre sortes. de sourire : l'*affectueux*, le *vif*, l'*indifférent*, le *moqueur*.

Ah ! s'écriait avec enthousiasme le savant Huart, que n'ai-je des dessinateurs assez habiles pour épier et pour rendre exactement les contours de la bouche au moment où elle rit !... Un traité complet du rire serait un manuel des plus intéressants pour la connaissance de l'homme.

Puis il ajoute :

Qui rit bien est bon.

Le rire de l'homme et sa démarche, dit Salomon dans l'*Ecclésiaste*, font connaître ce qu'il est.

Toute femme qui sourit sans sujet avec une lèvre de travers, est exposée à des atteintes de folie (1).

____

(1) Œuvres de Lavater, Pernetty, Winckelmann, Herder, et autres physiognomonistes.

De la joie mêlée de surprise naît le rire. Ce mouvement s'exprime par les sourcils élevés vers le milieu de l'œil, et abaissés du côté du nez.

Les yeux presque fermés paraissent quelquefois mouillés de larmes qui ne changent rien au visage.

La bouche entr'ouverte laisse voir toutes les dents; les extrémités de la bouche, retirées en arrière pour faire un pli aux joues qui paraissent enflées.

Les narines s'ouvrent et le visage devient rouge, clair.

Ce serait en vain qu'on donnerait à un acteur des leçons sur l'art de rire; si son visage, surtout si sa bouche ne sont pas propres à cette expression, il ne pourra jamais l'imiter !

Quelques personnes ont même l'air de rire quand elles pleurent; il y en a d'autres qui ne peuvent changer les traits de leur visage sans offrir l'aspect repoussant d'une lèvre supérieure effacée, et d'une rangée de vilaines dents entièrement découvertes.

PHYSIOLOGIE DU SOURIRE.

Le sourire est un des éléments du mépris, de la dérision, du dédain, de l'orgueil, de l'ironie.

Dans le mépris, le sourire est inégal et rendu amer par cette inégalité.

Le sourire se combine d'une manière très remarquable avec d'autres traits du visage dans l'ironie.

Dans l'orgueil et l'arrogance, il y a non-seulement expansion, mais véritable bouffissure et augmentation de coloration.

Dans l'amour, l'expression est souvent compliquée de celles de plusieurs émotions qui se rattachent à cette passion.

Le sourire maternel a quelque chose de plus suave ; c'est un mélange de tendresse et de sollicitude, d'amour et de ravissement, que Raphaël a rendu, d'une manière admirable, dans son tableau de la *Sainte-Famille*.

L'esprit est toujours caractérisé par le rire et par le sourire. Dans des degrés différents, le doux sourire d'un bon esprit ajoute au regard et à la bouche des grâces qui ne sauraient échapper à un observateur éclairé. Mais l'esprit de méchanceté engendre un rire sardonique qui dégénère en contagion.

Qu'une jeune femme rie ou qu'un léger sourire effleure seulement ses lèvres vermeilles, il est très facile d'y découvrir mille signes révélateurs.

N'y a-t-il pas toujours une mélancolie mystérieuse dans le sourire de la jeune fille dont le cœur commence à parler ?

Ne remarque-t-on pas une grâce presque divine sur les lèvres rosées de la jeune femme qui contemple son enfant dans son berceau ou qui l'aide à former ses premiers pas ?

Ah ! que de révélations terribles sur la bouche de la femme jalouse, envieuse, haineuse, atrabilaire !

Chez la coquette, le sourire ne fait que passer, et n'a d'autre expression que celle de la vanité satisfaite !

Ainsi que l'a dit Huart, un traité complet du rire serait un grand bienfait pour la physiologie comparée, et surtout pour le perfectionnement des études physiognomoniques.

Mais je dois me borner à ces indications sommaires; elles suffiront pour guider nos lecteurs dans nos appréciations des divers phénomènes et des nombreuses modifications de la bouche.

D'ailleurs, *la voix* se fait entendre; écoutons ces sons harmonieux, articulés et inarticulés, les cris et les chants.

CHAPITRE IV

—

PHYSIOLOGIE DE LA VOIX, DE LA PAROLE ET DU CHANT.

Le ton de la voix joue un grand rôle dans l'organisation buccale, et fournit à l'observateur de précieuses indications. Nous n'avons pas besoin de démontrer combien la conformation de la bouche doit influer sur la voix.

Toute personne bègue est ordinairement inconstante, vaine mais serviable, prompte à se mettre en colère, mais facile à s'apaiser.

A une grosse voix, vous reconnaîtrez un homme fort, robuste, adonné aux femmes, personnel, envieux et très grand parleur.

Une langue épaisse, dit Pernetty, dénote une personne malicieuse, rusée, dédaigneuse.

Si la langue a trop de volubilité, dit le même savant, elle dénote un mauvais jugement.

A une voix claire, nette et franchement déployée, vous reconnaîtrez un homme fier et crédule, ingénieux, sincère et prudent.

Une voix faible, fine, aiguë, avec l'haleine peu renforcée, est un signe de faiblesse, de timidité, de ruse, de vivacité dans les conceptions.

Une voix ferme, sans rudesse ni dureté, dénote une personne robuste, prévoyante, intelligente, généreuse.

L'homme orgueilleux, quelquefois jaloux, en même temps faible et timide, se reconnaît à une voix tremblante et peu assurée.

Si quelqu'un vous parle d'une voix haute et très ferme de ton, soyez sûr que vous vous trouvez en présence d'un homme personnel, obstiné, téméraire, audacieux.

Les personnes qui ont la voix aiguë et rude, dans le chant comme dans la conversation, ont un esprit épais, un jugement lourd, et sont très gourmandes.

À une voix enrouée et comme embarrassée par un rhume perpétuel, reconnaissez une personne plus simple que sage, crédule, menteuse, inconstante, vaine, craintive.

Une voix pleine, mais douce à l'oreille, est celle d'un homme d'un caractère pacifique, un peu timide, entêté, mais très discret.

Toute voix dont le ton est d'abord grave et finit par l'aigu, dénote un homme impétueux, colère, plein d'audace, arrogant.

Une voix aiguë et élevée, quand elle appelle, annonce une personne téméraire, malicieuse, vaine, adroite et très rusée.

La voix douce et basse indique un caractère très paisible, mais ingénieux, pénétrant, subtil. Ces symptômes sont surtout très marqués chez les femmes.

CHAPITRE V

LE LANGAGE ET LA VOIX RÉVÈLENT LE CARACTÈRE, LES PASSIONS
ET LE TEMPÉRAMENT.

Le son de la voix, son articulation, sa douceur et sa
rudesse, sa faiblesse et son étendue, ses inflexions dans
le haut et dans le bas, la volubilité et l'embarras de la
langue, tout cela est infiniment caractéristique.

Il est presque impossible qu'un ton déguisé puisse
échapper à une oreille délicate. De toutes les dissimula-
tions, celle du langage, quelque raffinée qu'elle soit, est
la plus facile à découvrir.

Par quel moyen imiter le langage naïf de la douleur
et de la bonté, le ton angélique de la candeur et de la
bienveillance, l'allure divine de la persuasion ?...

Rien n'égale la souplesse, la flexibilité des muscles qui
forment l'appareil vocal de l'homme. C'est à ces qualités, qu'avec un organe moins heureusement conformé
que celui des oiseaux chanteurs, il devient leur rival,
et qu'il donne à l'ouïe les modulations les plus surpre-
nantes.

« Avec sa seule voix, dit Bernardin de Saint-Pierre,
l'homme imite les sifflements, les cris, les chants de
tous les animaux ; tantôt il rend l'air sensible, il le fait

soupirer dans les chalumeaux, gémir dans les flûtes, menacer dans les trompettes, et animer, au gré de ses passions, le bronze, le buis, les roseaux. »

Chez l'homme, la combinaison variée des sons articulés, c'est-à-dire la parole, consiste dans le rapport constant et volontaire des mouvements, des organes de la voix avec la vivacité d'idées et d'affections qui expriment les sons articulés.

Ce n'est qu'avec des siècles de civilisation et de progrès que les sciences se sont perfectionnées.

De tout temps on a reconnu qu'il existe une harmonie étonnante entre la démarche, la voix et le geste.

« Les Grecs, dit Winckelmann, cherchaient à observer une grande modestie dans leur maintien, dans leurs paroles et dans leurs actions. D'après Démosthène, parler avec insolence et marcher avec vitesse, sont la même chose. »

Dans la joie, la voix est sonore, elle a de la volubilité ; on voit que le sentiment qu'elle exprime cherche à s'exhaler et à se répandre.

La voix devient entrecoupée, pleine de gémissements, de soupirs dans les sentiments pénibles ; elle est véhémente dans la colère.

Il y a des douleurs, des angoisses, soit physiques, soit morales, qui étriquent la voix, ou la rendent entrecoupée et pleine de gémissements.

Dans les diverses maladies, la voix change encore d'une manière plus marquée que dans les passions, et présente des caractères, des différences que l'on regarde comme des symptômes très importants.

Certains défauts de la voix, tels que le bégayement et l'hésitation, doivent moins souvent être attribués au vice de conformation de l'instrument qu'à une mauvaise habitude contractée pendant la première éducation.

On a cru remarquer quelques rapports entre les qualités de la voix et certaines professions.

En général, toutes les professions qui énervent l'esprit, toutes les habitudes violentes ou honteuses, rendent la voix rauque, triviale.

Lavater avait raison de dire à son secrétaire, qui avait une grosse voix :

« Mon ami, faites-moi le plaisir d'adoucir un peu votre » voix, afin de vous faire aimer davantage. »

Les professions libérales donnent à la voix, comme à la physionomie, une sorte d'agrément et de noblesse.

Haller dit que l'habitude de parler avec une grande contention d'esprit rend la voix efféminée.

Les personnes du grand monde, et qui habitent ordinairement les grandes villes, parlent bas, n'ont point d'accent et s'expriment autant par le jeu de la physionomie et du geste que par la parole.

Les personnes chez lesquelles le tempérament sanguin domine ont ordinairement la voix aiguë et douce.

Des sons rudes et forts, irréguliers, saccadés, peuvent être regardés comme le signe d'un caractère violent et brutal.

Les hommes d'un tempérament bilieux ont la voix pleine, étendue, mais parlent peu.

Les mélancoliques donnent beaucoup d'éclat à leur voix, soit dans la manière de parler, soit dans la manière de prononcer ; les peuples varient comme les individus et présentent des différences plus ou moins liées avec l'influence du climat et de la civilisation.

Les langues des peuples du midi sont, en général,

plus mélodieuses et remplies de voyelles ; les peuples du nord ont un plus grand nombre de consonnes.

Dans les climats doux et favorables à l'espèce humaine, dit Court de Gébelin, la bouche s'ouvre aisément, la voix se produit sans effort en voyelles.

Sous l'impulsion d'un froid rigoureux, on prononce davantage du devant de la bouche, on siffle en parlant.

Il faudrait, lisons-nous dans un manuscrit allemand cité par Lavater, qu'un habile musicien s'appliquât à classer, à caractériser les différents tons de la voix ; au bout d'un certain temps, nous serions en état d'indiquer le son de voix naturel qui appartient à chaque visage, si toutefois l'on excepte les différences qui proviennent des constitutions viciées et des maladies en général.

Une grande stature et une poitrine plate sont la marque ordinaire d'une voix faible.

Les altérations de la voix sont très importantes à examiner, relativement à la physiognomonie médicale, et les anciens les prenaient en grande considération. Il y a même certains cris, certaines physionomies de la voix que l'on a désignés par des expressions particulières, et qui correspondent directement à diverses altérations morbifiques ou à des différences de tempérament qu'ils font reconnaître.

On a remarqué que les chanteurs célèbres ont la conformation buccale d'une régularité parfaite.

Nourrit était beau comme Antinoüs, et avait la bouche de l'Apollon du Belvédère.

Levasseur, dans le rôle de Bertram, de *Robert-le-Diable*, avait la beauté fantastique de l'archange déchu.

Mademoiselle Falcon, dans le rôle d'*Alice*, avait la bouche de Vénus et le plus beau sourire qu'on ait pu admirer au théâtre.

La Malibran avait une bouche qui rappelait les types de la Minerve des Grecs.

Dans ces derniers temps, allez entendre Mario, bien que vieilli, aux Italiens, et dites-moi si vous avez vu bouche plus régulière que la sienne?

La Frezzolini n'a-t-elle pas un profil grec, tel qu'on en voit sur les médailles de la grande époque?

Garcia, cette sublime déesse du chant, n'avait-elle pas la bouche de Minerve, dans ses admirables intonations?

Entendez madame Alboni, qui a eu le malheur de trop engraisser; étudiez sa bouche au moment où elle chante, sans effort, sans la moindre tension des muscles, les morceaux les plus difficiles, et vous resterez convaincu qu'il n'y a pas bouche de femme plus rigoureusement conformée et surtout mieux conservée.

Ceux qui ont vu notre immortel Talma s'accordent tous à dire que cet inimitable tragédien avait la bouche grande, les lèvres épaisses, très régulières, en un mot, le profil des héros et des Césars, qu'il faisait revivre et parler sur la scène.

Je ne saurais donc trop rappeler aux personnes qui se destinent au théâtre, soit pour le chant, pour le drame et la comédie, qu'une belle conformation buccale est presque indispensable pour obtenir de véritables succès. En effet, sans dents, on ne peut parler ni chanter d'une manière agréable; il faut même que l'ouverture buccale ait une certaine dimension pour que les sons s'échappent bien.

Nous traiterons plus amplement ce sujet dans le chapitre de la buccognomonie appliquée aux professions.

AXIOMES SUR LE MENTON.

Un menton avancé annonce toujours quelque chose de positif, au lieu que la signification du menton reculé est toujours négative.

Très souvent le caractère de l'énergie ou de la faiblesse de l'individu se manifeste par le menton.

D'après Lavater, une forte incision au milieu du menton semble indiquer, sans réplique, un homme judicieux, rassis et résolu.

Un menton pointu passe ordinairement pour le signe de la ruse.

Un menton mou, charnu et à double étage, indique la sensualité.

Les mentons angulaires ne se voient guère qu'à des hommes sensés, fermes et bienveillants.

Les mentons plats supposent la froideur et la sécheresse du tempérament.

Les mentons ronds avec *fossette* peuvent être regardés comme le gage de la bonté.

Lavater établit trois classes générales pour les différentes formes de mentons :

Dans la première, il range les mentons qui reculent;

Dans la seconde, ceux qui, dans le profil, sont en perpendicularité avec la lèvre inférieure ;

Dans la troisième, ceux qui déboulent la lèvre d'en bas, ou en d'autres termes les mentons pointus.

Le menton reculé, qu'on pourrait appeler hardiment le *menton féminin*, puisqu'on le trouve à presque toutes les femmes, fait toujours soupçonner quelque chose de faible.

Les mentons de la seconde classe indiquent probité, loyauté.

Ceux de la troisième indiquent un esprit actif et délié, pourvu qu'ils ne fassent pas l'*anse* ; en effet, on a remarqué que cette forme exagérée conduit ordinairement à l'avarice et à la pusillanimité.

Le menton joue un grand rôle dans la conformation de la bouche ; il est vrai que la forme et la disposition des dents le modifient aux différents âges de la vie ; pour s'en convaincre, il suffit d'observer le menton d'un jeune homme et le menton d'un vieillard, le menton d'une femme qui a une belle dentition et celui d'une femme édentée.

Un menton porte réellement des signes de prudence s'il est un peu rentrant ou coupé au milieu, si la partie inférieure est un peu saillante et se distingue par des *entaillures* ou des traits marqués ; enfin si, au milieu de sa partie inférieure, il est un peu enfoncé.

On a donné vulgairement le nom de *mentons de galoche* à ceux qui forment une courbe plus ou moins prononcée, se repliant sur eux-mêmes ou se portant en avant. Ce signe caractéristique dénote une nature perfide, despote, portée à la trahison. Léonard de Vinci, dans son admirable tableau de *la Cène*, a peint Judas Iscariote avec un menton de galoche. On retrouve ce même type dans la statuaire antique et même sur plusieurs médailles et camées, ce qui prouve que les anciens étudiaient et pratiquaient avec le plus grand soin la buccognomonie.

Un menton pointu indique plus souvent la ruse qu'un menton qui recule.

CHAPITRE VI

—

Le nez a été placé par la nature au-dessus de l'ouverture buccale, comme une sentinelle avancée pour signaler les dangers prochains ou éloignés. C'est le nez qui, doué de facultés admirables pour flairer et sentir les odeurs, est à chaque instant le fidèle conseiller de la bouche; c'est le nez qui l'avertit des dangers que présentent tels ou tels aliments, telles ou telles substances.

Nous devons donc une toute petite mention à ce gardien si vigilant, si utile à sa voisine, avec laquelle il vit d'ailleurs dans les meilleurs rapports.

Un nez fort en saillie, dit Lavater, et une bouche avancée annoncent l'éloquence, l'assurance, l'orgueil. Dans certains cas, ce genre de nez indique l'indiscrétion, la friponnerie et tous les défauts qui supposent une grande hardiesse dans l'exécution. Tel était le nez de Cartouche et de plusieurs autres fameux voleurs.

Sur le nez trône l'ironie, et il l'exprime par le plus léger mouvement; il est aussi le siége du dédain.

Le nez sert à mesurer la largeur du visage, largeur qui est de deux espèces, disent les principaux physiognomonistes.

La première, dit Herder, est celle où les joues forment des surfaces presque égales ; où le nez est en proéminence, à l'instar d'une colline ; où la bouche, s'allongeant en ligne droite, fait l'effet d'une coupure de sabre, et où les mâchoires ne forment qu'une ligne légèrement courbée. A une pareille forme de figure, vous reconnaîtrez l'entêtement, l'inflexibilité.

La seconde, dit Lavater, est celle où le nez a un dos fortement prononcé, et où toutes les parties de ses deux côtés forment entre elles des angles aigus. Ces signes indiquent l'activité, la finesse, la hardiesse dans les affaires.

Un petit nez, un teint pâle, des lèvres continuellement agitées dénotent un esprit clairvoyant, quelquefois très faux.

Vous reconnaîtrez une femme dédaigneuse et caustique en observant son profil, surtout le mouvement des ailes du nez et de la lèvre supérieure, toutes les fois qu'il est question devant elle d'une de ses rivales ou d'une beauté qui fait sensation.

Un petit nez court et très pointu ou grossièrement arrondi, avec de larges narines, indique un caractère dur chez la femme.

Il y a, dit Winckelmann, des fronts, des *nez*, des lèvres, des oreilles, des yeux qui par eux-mêmes indiquent de la faiblesse ou de la force, de la douleur ou de l'emportement, de la noblesse ou de la bassesse de caractère. Le nez surtout présente de nombreux signes révélateurs.

Le napolitain Porta, dont nous avons déjà parlé, dans

ses savantes et curieuses recherches sur les ressemblances qui existent entre les physionomies des hommes et
de certains animaux, n'a pas oublié le nez ; cette partie
du visage lui a même fourni des observations très originales.

Ainsi, il trouve et il prétend démontrer qu'une duchesse de Ferrare avait le nez d'une belette ; que le nez
de son époux ressemblait au grouin d'un porc. Chez
d'autres, il trouve le nez aplati du singe, le gros muffle du
lion, l'avancement disgracieux de la gueule du loup. Il
affirme que plusieurs cardinaux et diplomates de son
temps avaient des nez effilés comme le museau du renard.

Dans le but de faciliter ses démonstrations et de rendre la question plus sensible, il plaça, les unes à côté
des autres, des têtes humaines et des têtes d'animaux.
Son système est assurément très ingénieux, mais repose-
t-il sur des bases bien solides?

Lavater dit à ce sujet :

« La chose en elle-même est aussi vraie que rien au
monde, et si l'on s'arrête à la vérité de la nature, sans
rapprocher les ressemblances plus près qu'elles ne sont
en effet, il n'y a aucun danger qu'on aille trop loin dans
cette question.

» Mais Porta, à ce qu'il me semble, en s'abandonnant
à une imagination trop complaisante, s'est trompé bien
souvent, et a trouvé des ressemblances là où un œil non
ébloui ne saurait en découvrir.

» Il est assez singulier qu'il place des têtes d'oiseaux
et d'hommes à côté les unes des autres ; il eût mieux fait
de considérer l'énorme dissemblance qui les sépare, que
de juger dignes de son examen des ressemblances si
difficiles à déterrer, et d'ailleurs si peu frappantes.

» En outre, Porta parle fort peu des chevaux, des éléphants, des singes, ou il en parle très superficiellement, tandis que ce sont les animaux qui ont certainement le plus de ressemblance avec l'homme. »

Le jugement de Lavater est très sévère, mais vrai sur plusieurs points; Jean-Baptiste Porta fut un grand fantaisiste.

« On fait passer, dit une dissertation allemande citée par Lavater, pour spirituels les gens dont le nez voûté se termine en pointe, et l'on dit qu'un nez camus suppose ondinairement peu d'esprit. »

Le nez peut être voûté de différentes façons; mais quelle est la mesure de la voûte? où commence-t-elle? où finit-elle?

Assurément un beau nez bien prononcé, bien anguleux, qui se termine en pointe et se rabat un peu sur les lèvres, est une marque certaine d'esprit, pourvu que ce trait ne soit pas balancé par d'autres *traits contradictoires.*

Les anciens appelaient avec raison le nez *honestamentum faciei.* C'est en effet sur le nez que repose la voûte du front.

Un beau nez ne s'associe jamais avec un visage difforme.

Une femme peut être laide et avoir de beaux yeux, mais un nez régulier exige nécessairement une heureuse analogie des autres traits.

D'après Lavater et Winckelmann, voici ce qu'il faut pour la conformation d'un nez parfaitement beau :

1° Sa longueur doit être égale à celle du front;

2° Il doit avoir une légère cavité à côté de sa racine;

3° Vue par devant, l'épine doit être large et presque

parallèle des deux côtés, mais il faut que cette largeur soit un peu plus sensible vers le milieu ;

4° Le bout ou la pomme du nez ne sera ni dur, ni charnu ; le contour inférieur doit être dessiné avec précision et correction, ni trop pointu, ni trop large ;

5° De face, il faut que les ailes du nez se présentent distinctement et que les narines se raccourcissent agréablement au-dessus ;

6° Dans le profil, le bas du nez ne doit avoir qu'un tiers de sa longueur ;

7° Les narines doivent aller plus ou moins en pointe et s'arrondir par derrière ; elles doivent être, en général, doucement cintrées et partagées en deux parties égales par le profil de la lèvre supérieure.

8° Vers le haut, il joindra de près l'arc de l'os de l'œil, et sa largeur du côté de l'œil sera au moins d'un *demi-pouce*.

Un nez qui réunit toutes ces perfections, dit Lavater, exprime tout ce qui peut s'exprimer.

Des nez qui se courbent au haut de la racine conviennent à des caractères impérieux, — on trouve ce signe caractéristique chez les Bourbons de France.

Les nez perpendiculaires peuvent être regardés comme des *clés de voûte* entre les deux centres ; ils supposent une âme qui sait agir et souffrir tranquillement et avec énergie.

Un nez dont l'épine est large, n'importe qu'il soit droit ou courbé, annonce toujours des facultés supérieures.

Les peuples tartares ont généralement le nez plat et enfoncé ;

Les Nègres d'Afrique l'ont camard ;

Les Juifs, pour la plupart, aquilin ;

Les Anglais, cartilagineux et rarement pointu.

Les beaux nez sont très rares en Hollande. Les tableaux de Rubens, de Van Dyck, le prouvent suffisamment.

Chez les Italiens au contraire, le nez est la plus grande distinction.

En France, le nez est caractéristique dans toute l'acception du mot. Les *Galeries* de Perrault, et de nos jours le *Panthéon Nadar*, attestent cette vérité physiognomonique.

La narine petite est le signe d'un esprit timide, incapable de tenter la moindre entreprise.

Lorsque les ailes du nez sont bien dégagées, bien mobiles, elles dénotent une grande délicatesse de sentiment qui dégénère très facilement en volupté ou en sensualité. Si vous visitez le musée du Louvre, arrêtez-vous devant la *Joconde* de Léonard de Vinci, et vous reconnaîtrez la courtisane avec tous ses caractères physiognomoniques.

Un nez physionomiquement bon est d'un poids inappréciable ; rien ne saurait l'emporter sur l'influence de ses traits distinctifs.

Le nez est comme le résultat du front, la racine principale de toute la partie inférieure du visage.

Le trait qui part des narines vers l'extrémité de la bouche, est un des plus expressifs ; de son contour, de sa longueur, de son éloignement, ou de sa proximité de la bouche, dépend toute l'impression de son caractère.

S'il est arqué, sans nuance, sans ondulation, si l'extrémité de ce trait touche au bout des lèvres sans aucun intervalle, s'il s'en éloigne beaucoup, ce sera toujours un signe certain de stupidité.

Une petite bouche, sous de petites narines, indique timidité, vanité puérile, difficulté à s'énoncer.

Une femme avec la racine du nez fort enfoncée, la dent canine un peu saillante, doit être évitée comme la peste, dit Lavater, quand même elle jouirait, à tort ou à raison, de la réputation la plus intacte.

Un nez obtus, avec des lèvres petites, indique un caractère d'une circonspection extrême.

Un nez et un menton difformes dénotent une personne peu soigneuse et même malpropre.

Les nez retroussés dénotent audace, témérité chez les hommes; pétulance, volupté chez les femmes; on les désigne vulgairement sous le nom de *nez à la Roxelane.*

Le nez recourbé, comme le bec d'un oiseau de proie, dénote un penchant irrésistible au vol, à la violence, à des passions honteuses. Cette difformité suffit pour enlever à la figure, d'ailleurs la plus régulière, toute grâce, toute distinction...

Tous les physiognomonistes, ainsi que nous venons de le démontrer, en citant leurs propres paroles, s'accordent à dire que les divers caractères du nez influent beaucoup sur l'ensemble de la physionomie.

La bouche subit aussi sa part de cette influence, et nous ne pouvions nous dispenser de parler de cette partie si caractéristique de la physionomie humaine.

Du nez nous arrivons aux joues; de la tour nous descendons aux murailles, au bastion de la *cidale buccale,* c'est-à-dire aux joues.

CHAPITRE VII

—

SÉMÉIOTIQUE ET PHYSIOLOGIE DES JOUES.

Anatomiquement parlant, l'extérieur des joues n'a pas de limites bien précises ; en effet, en bas elles descendent jusqu'à la base de la mâchoire, et elles se continuent, en haut, avec la paupière inférieure ; sur le devant, elles ont pour limites la commissure des lèvres, les ailes du nez, et le conduit auditif sur le derrière.

C'est par les joues que nous articulons les sons, que nous jouons de divers instruments ; c'est par les joues que s'opèrent la mastication et la succion.

D'après Herder, les joues ne sont pas, à proprement parler, de véritables parties du visage ; on doit plutôt les considérer comme le siége des organes sensitifs.

Avant de réunir les axiomes séméiotiques sur les joues, que nous trouvons épars chez les principaux physiognomonistes, nous allons mettre sous les yeux de nos lecteurs le passage suivant du docteur Descuret. Cette citation démontrera en même temps que la médecine reconnaît et pratique, au besoin, la buccognomonie :

« Le caractère est, en général, d'une trempe analogue aux lèvres ; ferme, mou ou mobile comme elles.

» Des lèvres grosses et bien proportionnées indiquent de la bonté, de la franchise ;

» Charnues, elles indiquent un penchant très prononcé à la sensualité, à la paresse ;

» Rognées, elles inclinent à l'avarice, à la médisance.

» Une lèvre supérieure, qui déborde un peu, est la marque d'une bonté affectueuse.

» L'avancement de la lèvre inférieure correspond plutôt à une froide bonhomie.

» Une lèvre inférieure qui se creuse au milieu décèle un esprit plein d'enjouement et de douce malice. (On remarque ce caractère dans tous les portraits et sur tous les bustes de Voltaire.)

» Une bouche resserrée, dont la fente court en ligne droite et sur laquelle le bord des lignes ne paraît pas, est l'indice d'un grand sang-froid, d'un esprit appliqué.

» Si cette même bouche remonte vers ses commissures, elle suppose un fond de prétention, de vanité.

» Une bouche toujours béante est un signe de sottise.

» Contrairement à l'opinion des anciens, les dents petites et courtes sont, dans l'âge adulte, un attribut de force physique et de pénétration d'esprit.

» Si elles sont petites et tranchantes, attendez-vous à trouver de la finesse sans méchanceté, mais un caractère difficile et vindicatif. »

N'oublions pas que, dans ce chapitre, nous avons à nous occuper spécialement des joues et de leur séméiotique.

D'après Lavater, l'aplatissement ou le relief des muscles des joues, la manière dont ils sont enfoncés ou pliés, le plus ou moins d'apparence qu'ils ont, leur ondulation, ou mieux, celle des petites rides ou fentes déterminées par la nature spécifique des muscles ;

Tous ces différents indices font juger du caractère physique, moral et intellectuel de l'homme.

Le simple contour qui s'étend depuis le nez jusqu'au menton fournit à la physiognomonie un texte d'observations très importantes.

A des joues charnues, vous reconnaîtrez l'humidité et la sensualité du tempérament de l'individu dont vous étudiez la physionomie buccognomoniquement.

Si les joues sont maigres et rétrécies, vous êtes sûr qu'il y a chez la personne un tempérament sec.

A certains enfoncements des joues, en forme plus ou moins triangulaire, reconnaissez la marque infaillible de la jalousie et de l'envie.

Si, sur la joue d'un homme ou d'une femme qui sourient, vous voyez se former trois lignes circulaires et parallèles, comptez qu'il y a dans le caractère un grand fonds de folie ou de sotte vanité.

Les chagrins creusent les joues, dit Herder ; la rudesse et la bêtise y creusent des sillons grossiers.

Les joues indiquent les passions physiques, la mimique, les émotions et les voluptés corporelles.

Dans l'amour et l'admiration, les joues se colorent d'une vive rougeur ; elles sont le siége de la *pudeur*.

Les joues vermeilles et fleuries indiquent gourmandise et ivrognerie.

CHAPITRE VIII

Les anatomistes désignent sous le nom de *lèvres* les deux voiles mobiles et sensibles qui forment la partie antérieure de la bouche et en circonscrivent l'ouverture.

Leur direction est verticale comme celle des dents contre lesquelles elles sont appliquées comme deux petits remparts, pour les préserver des atteintes extérieures. Cette direction des lèvres, dit Cuvier, est propre à la race humaine, et surtout à la race européenne ou caucasique.

« Des lèvres déjetées en avant, dit le même savant, déjetées comme chez les animaux et non placées sur un plan vertical, donnent à la physionomie un caractère de bassesse. On mesure la hauteur des lèvres à celle des grandes dentaires qu'elles recouvrent. »

Lavater dit, au sujet de l'ouverture buccale :

« Toute bouche qui a deux fois la largeur complète de l'œil est la bouche d'un imbécile. »

Nous pensons que le grand physionomiste a poussé trop loin ses principes ; en effet, tous les portraits de Voltaire donnent un démenti à ses assertions. Voltaire avait une

6.

bouche d'une largeur démesurée, et nul homme n'a ou n'aura plus d'esprit que lui.

Lavater ajoute :

« La largeur de l'œil se mesure à partir de son extrémité sur le nez jusqu'à l'extrémité intérieure de l'orbite, les deux largeurs étant mesurées sur le même plan. »

Aristote dit, dans sa correspondance avec Alexandre le Grand, que tout homme qui a la bouche grande est propre à la guerre et très audacieux.

D'après Polémon et Adamantius, physiognomonistes très célèbres, une grande bouche sied bien à l'homme.

Chez les femmes, dit Albert, une grande bouche indique une nature virile et courageuse.

Adamantius dit que tout homme dont la bouche est démesurément fendue a l'esprit très lourd, ressemble au bélier, tient de la nature du chien, est gourmand et très paresseux.

Les physiognomonistes modernes prétendent qu'il ressemble au loup plutôt qu'au chien ; en effet, les loups et tous les animaux carnassiers ont la gueule très fendue.

Albert prétend que la bouche saillante et les lèvres épaisses, réfléchies en dehors, dénotent un caractère immonde.

La bouche saillante, dit Herder, est un signe de loquacité, d'audace ; lorsqu'à cette saillie se joignent des lèvres grosses et arrondies, il tient de la nature du porc.

A notre avis, ces principes sont un peu trop absolus. Nous rappellerons à ce sujet que le physiognomoniste Zopice ayant écrit que la bouche de Socrate portait les signes caractéristiques des passions les plus honteuses, ce grand philosophe répondit :

« Zopice a raison ; j'étais malheureusement enclin » aux plus mauvaises passions ; mais, par des efforts

» constants sur moi-même, je suis arrivé à la pratique
» des vertus contraires. »

D'après Aristote, toute bouche cave annonce la lubricité ; le physiognomoniste Albert émet la même opinion à ce sujet.

Aristophane, le plus grand des poëtes comiques de
l'antiquité, regardait comme fous ceux qui avaient la
bouche béante ; les physiognomonistes modernes voient
dans le même type un signe de timidité et d'inconstance.

N'oublions pas que, dans l'évaluation buccognomonique des tempéraments et des caractères des personnes
que nous observons pour les connaître, nous devons
préalablement distinguer deux choses :

1° La tension momentanée de la bouche ;

2° La physionomie dans son ensemble, ainsi que l'irritation de l'organisation buccale.

Il faut chercher à savoir comment et pourquoi l'individu que nous soumettons à nos appréciations se
trouve sous l'influence d'une irritation quelconque, et
découvrir, en réalité, le tempérament par une étude approfondie de la bouche en repos.

Depuis Lavater, lorsque, dans un homme ou une
femme doués d'esprit, on remarque, près du centre de
la ligne moyenne de la bouche, une ouverture qui, ne
se fermant guère ou ne se fermant pas du tout, laisse
voir une dent, même la bouche étant fermée, on doit
regarder cela comme le signe d'une sévérité froide et
impassible, d'une méchanceté insultante et qui trouve
plaisir à faire du mal.

Toute disproportion entre la lèvre supérieure et la
lèvre inférieure est un indice de méchanceté ou d'étour-
derie

A des lèvres qui s'abaissent d'une manière visib'e et en sens oblique, reconnaissez un caractère insensible et dédaigneux, surtout si la lèvre inférieure est plus grosse, plus avancée que la lèvre supérieure.

Chez les femmes et les hommes spirituels, l'enfoncement de la lèvre inférieure donne la mesure de leur humeur, de leur causticité, de leur ruse.

Voltaire avait la lèvre inférieure enfoncée : on peut s'en convaincre en examinant la statue de ce grand homme, au foyer du Théâtre-Français, statue qui est en quelque sorte un portrait vivant. Le sculpteur Houdon, comme tous les artistes supérieurs, tenait grand compte des observations buccognomoniques.

La paresse, la sensualité, la gourmandise se reconnaissent à des lèvres charnues ; des lèvres sévèrement dessinées indiquent l'avarice, la méfiance.

Si une personne a une lèvre inférieure qui se creuse au milieu, soyez sûr qu'elle est d'un esprit enjoué.

Le courage et la fermeté se reconnaissent à une bouche bien close, mais il faut, dans ce cas, que la bouche ne soit pas pointue et qu'elle ne présente aucun signe d'affectation.

A bouche ouverte, caractère plaintif et mélancolique, dit un vieux proverbe. Bouche fermée annonce résignation, d'après Lavater.

Méfiez-vous de toute personne dont les lèvres tremblent, surtout si le tremblement se produit dans la moitié de la lèvre supérieure.

Regardez comme un sanctuaire, dit Lavater, une bouche calme, fermée sans aucune gêne, avec des lèvres bien proportionnées.

Plus la bouche est fermée, dit le même physiognomoniste, plus le menton est large, plus le caractère est opiniâtre, placide, entêté.

Nous trouvons dans Herder les lignes suivantes :

« La lèvre supérieure caractérise le goût, les pen-
» chants, les appétits... L'orgueil et la colère la cour-
» bent, la finesse l'aiguise, la bonté l'arrondit, la dé-
» bauche la flétrit et l'énerve.

» L'amour et le désir, le soupir et le baiser y sont
» suspendus sous un trait inappréciable.

» La lèvre inférieure ne sert, pour ainsi dire, qu'à la
» fermer et à la soutenir, semblable à un coussin d'écar-
» late sur lequel repose la couronne, signe distinctif du
» pouvoir.

» Rien de mieux articulé que la lèvre supérieure à
» l'endroit où elle ferme la bouche ; rien de plus carac-
» téristique que la manière dont elle la ferme.

» La lèvre inférieure commence à former le menton ;
» l'os de la mâchoire qui descend des deux côtés le
» termine.

» J'oserais dire que cette partie caractérise la racine
» de la sensualité de l'homme ; qu'elle nous indique si
» elle est forte ou molle, ronde ou spongieuse ; qu'elle
» nous montre enfin sur quel pied il se tient dans le
» globe terrestre.

» Arrondissant l'ellipse entière de la face humaine, le
» menton est, ainsi que nous l'avons déjà dit, la clef de
» voûte de l'édifice. »

Voulez-vous savoir ce qu'un homme ou une femme sont de leur nature, ou ce qu'ils peuvent devenir ; en raison de cette nature, observez, dit Lavater, leur bouche fermée, en état de repos.

Un autre physiognomoniste dit sur le même sujet : Les lèvres serrées et rapprochées, de manière que la lèvre inférieure soit plutôt en avant qu'en arrière, un menton large et bien proéminent, sont des indices de force morale et physique ; l'Hercule de la fable est représenté avec des lèvres serrées et rapprochées.

Une bouche habituellement ouverte, une mâchoire longue et tenant fortement à l'oreille, indiquent faiblesse physique et morale.

Telles sont les lèvres, tel est le caractère, dit un axiome admis par tous les physiognomonistes.

A une lèvre supérieure renversée, vous reconnaîtrez l'effronterie, l'insolence, la menace, les passions brutales. Le bouc, type de la luxure, a la lèvre supérieure renversée.

Une lèvre supérieure aplatie sur les dents, et qui ne ferme qu'imparfaitement, est l'indice d'un caractère timide, indécis.

Une lèvre supérieure, de la même forme, indique, chez la femme principalement, une discrétion à toute épreuve.

Si les lèvres sont sensiblement rentrantes, ni trop ouvertes, ni trop fermées, ni trop petites, ni trop grandes, comptez sur une fermeté très active et très prudente.

Voici, d'après les principaux physiognomonistes, les caractères d'une nature élevée, noble et ferme : — Bouche horizontale dans l'ensemble, dont la lèvre supérieure et la ligne centrale s'abaissent au milieu, dont la lèvre inférieure n'est pas plus grande que la supérieure.

L'impudicité chez les hommes, comme chez les femmes, est caractérisée par des lèvres épaisses, à leur partie moyenne.

D'après Aristote, Polémon, Adamantius, Albert, Conciliator, Herder, Lavater et Zimmermann, des lèvres minces, bien déliées, bien proportionnées l'une à l'autre, une bouche plutôt grande que petite, indiquent un homme très courageux.

Aristote dit que toute personne qui a les lèvres déliées et présentant latéralement une saillie terminée par les dents canines, la supérieure réfléchie en haut, par sa partie moyenne, a l'âme basse et tient du naturel du porc.

La même opinion est partagée par Porta.

Aristote ajoute que l'élévation démesurée de la lèvre supérieure dénote un caractère injurieux.

Conciliator, célère physiognomoniste, affirme que ceux qui ont les lèvres excessivement épaisses sont f̂us ou hébétés. Ce type labial est un signe de folie, lorsque la lèvre supérieure est plus épaisse que l'inférieure : il est constaté que les personnes dont les lèvres ont cette forme ressemblent, par ce côté, aux ânes et aux mulets.

Le moine Planude, dans sa biographie d'Ésope, dit que ce célèbre fabuliste avait la lèvre supérieure très saillante ; tout le monde sait que l'esclave du riche Xanthus se distingua par une prudence et par une adresse qui furent mises à de très rudes épreuves.

D'après Lavater, la femme, dont la lèvre supérieure est plus saillante que l'inférieure, est presque toujours d'une prudence remarquable ; Pline et Socius comparent, avec raison, cette conformation labiale à celle du bœuf sauvage, dont la lèvre supérieure est si saillante qu'il est obligé de marcher à reculons pour brouter l'herbe.

Une lèvre inférieure pendante indique à la fois paresse et lâcheté : les chevaux, les bœufs, généralement les animaux qui commencent à vieillir, ont la lèvre inférieure pendante : on peut observer le même type chez les personnes affaiblies par les années ou par les maladies.

Une bouche petite dénote, chez l'homme, un caractère efféminé, frivole ; l'exiguïté de l'ouverture buccale ne convient guère qu'aux femmes dont les traits sont généralement délicats.

Nous devons noter ici que les passions modifient la bouche de quatre manières, qu'il importe de faire bien connaître :

Dans la joie, les lèvres se séparent et laissent voir les dents ;

Dans la tristesse, la bouche la mieux conformée devient disgracieuse, les joues se resserrent, les lèvres se contractent.

Dans la colère, les joues se relèvent, les narines se gonflent démesurément.

La bouche s'arrondit imperceptiblement dans l'admiration et dans la joie. — Elle s'entr'ouvre dans la curiosité ; on peut se convaincre de la réalité de ce phénomène buccal, en voyant des passants qui regardent, bouche béante, un spectacle nouveau pour eux.

Dans la joie et le rire, les coins de la bouche s'élèvent, ainsi que les joues.

Les lèvres s'abaissent dans la tristesse et la douleur. La bouche s'ouvre successivement lorsque nous sommes sous le coup d'une terreur subite.

La lèvre inférieure s'avance et emboîte la supérieure, lorsque nous éprouvons de la colère ou de la haine. Les coins de la bouche s'ouvrent, le milieu restant fermé, lorsque nous sommes en proie à l'envie. Le milieu de la bouche se relève et les joues se contractent dans la jalousie, principalement chez les femmes, chez lesquelles ce phénomène se produit dans toute son intensité, et avec des variétés infinies.

L'homme colère, dit Plutarque, a presque toujours la bouche entr'ouverte, écumante, d'un rouge ardent.

Voici comment les passions modifient l'état des lèvres.

La joie les sépare et, sous cette impression, elles laissent voir les dents; elles sont légèrement contractées par un doux sourire.

Dans la tristesse, les lèvres se resserrent et produisent une grimace plus ou moins prononcée.

Dans la colère, les lèvres se serrent avec crispations; on dirait que, semblables à un étau, elles veulent saisir l'objet détesté pour l'écraser.

Dans l'amour et l'admiration, les lèvres s'entr'ouvrent comme un bouton de rose, principalement chez les jeunes femmes.

Les personnes curieuses ont toujours les lèvres ouvertes; nous avons cité plus haut le type des paysans et badauds.

Dans la joie et le rire, les lèvres se relèvent aux deux coins de la bouche.

Les personnes tristes et mélancoliques ont habituellement les lèvres baissées et presque pendantes.

Les femmes colères, jalouses, se reconnaissent à l'avancement de la lèvre inférieure qui emboîte la supérieure.

Les lèvres sont entr'ouvertes aux coins de la bouche dans les mouvements disgracieux occasionnés par l'envie.

Les lèvres, ainsi que nous l'avons déjà indiqué, sont le siége des appétits sensuels, qui s'y peignent à l'aide des contractions musculaires. Dans les passions expansives, les lèvres s'avancent....

Je ne saurais trop recommander aux dames de s'abstenir, autant que possible, de mordiller leurs lèvres. Je sais bien que plusieurs d'entre elles, surtout celles qui ne sont plus de la première jeunesse ont recours à ce procédé pour rendre à la muqueuse labiale le tendre incarnat qu'elle avait aux jours de l'adolescence, mais elles doivent savoir qu'au lieu d'atteindre le but qu'elles se proposent, elles détériorent leurs lèvres, sans autre profit que celui d'une animation instantanée, qui disparaît presque aussitôt pour faire place à une teinte des plus désagréables. Ravive-t-on la fleur, surtout la rose, en la froissant entre ses doigts?...

Il nous reste maintenant, pour compléter cette étude labiale, à décrire les principaux muscles de la face humaine, muscles dont l'action se fait principalement sentir sur les lèvres.

Quittons pour un instant la physiologie et la physiognomonie, et suivons un peu l'anatomie, qui a aussi des secrets importants à nous révéler.

CHAPITRE IX

—

Les muscles du visage en forment la partie essentiellement active et mobile. Ceci s'applique principalement
à la bouche. Ces muscles sont les principaux et presque
les seuls organes de la physionomie en mouvement. On
peut leur appliquer ce que le peintre Hogarth a dit d'une
manière générale des muscles du corps humain, en les
considérant relativement à leur effet dans la beauté du
visage.

D'après cet artiste philosophe et physiognomoniste,
la ligne ondoyante est d'un grand effet dans tous les objets qui plaisent, et fait toujours naître l'idée du beau et
de l'agréable.

Les divers degrés de flexion, ajoute Hogarth, les direc-
tions variées des fibres entre elles, et relativement aux os,
forment des renflements, des dépressions extrêmement
agréables, lorsque la graisse et la peau qui recouvrent
les muscles donnent le moelleux et l'ensemble à la figure.

C'est à la multiplicité des muscles du visage que
l'homme doit l'avantage de la beauté et de la grâce sur
tous les autres animaux.

La graisse et la peau sont destinées à adoucir, à arrondir les contours, qui seraient brusques et désagréables ; mais dans la fleur de la jeunesse, elles ne dérobent jamais entièrement les lignes serpentines, qui donnent la grâce à l'ensemble et aux détails, principalement au contour, au mouvement des lèvres.

Ces remarques d'Hogarth sur les muscles du visage sont fondées ; mais elles semblent encore plus exactes si on les applique à l'appareil musculaire de la bouche (1).

Dans cet appareil, dit M. Vincent, le savant annotateur de Lavater, le regard de l'anatomiste et du philosophe trouve réunies à l'excellence de la structure la simplicité et la fécondité de l'artifice que la nature emploie pour réunir sur une surface aussi peu étendue les moyens nombreux et variés du langage physiognomonique.

Les muscles buccinateurs sont distincts des muscles du visage ; ils se trouvent sur les côtés ou dans l'épaisseur de la face, à la forme de laquelle ils contribuent. Ils sont très forts, très volumineux et propres aux mouvements énergiques.

Les buccinateurs ont leurs attaches fixes, en arrière et en dehors, au bord alvéolaire supérieur et au bord alvéolaire inférieur.

Ils ont leur attache mobile aux angles des lèvres qu'ils tendent continuellement à retirer en arrière.

Ces muscles, qui se trouvent dans l'intérieur des joues, sont en général plus développés chez les hommes qui mangent beaucoup, et chez lesquels la vie animale prédomine d'une manière remarquable et caractéristique.

(1) *Analysis of the Beauty, by Hogarth.*

Il est facile de constater que les mêmes muscles sont plus larges et influent d'une manière plus sensible sur la forme des joues, chez les joueurs d'instruments qui sont obligés de retenir une grande quantité d'air dans leur bouche et chez les ouvriers employés au *soufflage* du verre.

Dupuytren parle de plusieurs de ces hommes employés au soufflage, dont les joues avaient été complétement déformées par cette habitude, et privées de leurs ressorts, au point d'obliger ces ouvriers, dans la mastication, de reporter les aliments sous les dents molaires avec leurs doigts, les buccinateurs chargés de cette fonction, ne pouvant plus la remplir, par l'effet d'une dilatation forcée et presque continuelle.

On trouve cet état des joues produit par la dilatation des buccinateurs dans le jeu des instruments à vent qui exigent une grande quantité d'air, très bien exprimé dans le *joueur de cornemuse*, par Téniers fils, et chez le trompette que Lebrun a placé dans son tableau de l'entrée d'Alexandre dans Babylone.

Quant aux musiciens qui se servent d'instruments à anches, sans former ainsi un réservoir d'air dans leur bouche, ils ont les buccinateurs dans un état habituel de contraction, et leurs joues sont sensiblement creuses et déprimées.

Ainsi, pour peu qu'on soit versé dans la buccognomonie, on pourra, à première vue, distinguer un musicien qui donne du cor et du basson, d'un autre musicien qui joue de la flûte et de la clarinette ; il est impossible de se méprendre, tant le cachet de la profession a une empreinte profonde, visible.

Du reste, c'est de leur emploi pour sonner de la trompette, que l'on a donné à ces muscles le nom de *bucci-*

nateurs; le choix de ce nom est attribué au célèbre anatomiste Cowfer.

Il arrive souvent, dans les douleurs de dents très violentes, qu'un muscle buccinateur se trouvant trop fortement ou trop longtemps contracté, finit par retenir l'angle des lèvres abaissé de son côté, et donne ainsi à la bouche un aspect des plus disgracieux.

Les muscles masséters et temporaux sont, ainsi que les buccinateurs, assez développés pour influer sur la physionomie, principalement chez les personnes qui mangent beaucoup et avec une grande avidité.

Ces mêmes muscles, dit M. Vincent, en se contractant avec effort, dans la colère, la fureur et toutes les passions convulsives et cruelles. modifient très sensiblement la bouche des hommes chez lesquels des passions de ce genre sont habituelles.

On reconnaît sûrement à ces signes sinistres une nature grossière, peu perfectionnée et trop voisine de celle des animaux carnassiers. Afin de mieux apprécier cette remarque, on n'aura qu'à examiner, dans Porta, le rapprochement de la figure du lion avec le genre de physionomies humaines le plus analogues à cette figure.

On sera surtout frappé de ces appréciations, si on les applique avec attention à l'examen buccognomonique des portraits des hommes qui se sont fait connaître par un caractère impitoyable ou des habitudes duellistes et guerrières.

Qui de nous n'a pas remarqué de semblables variétés chez des scélérats d'une cruauté peu commune, et dont la physionomie devait à cette conformation un caractère de réprobation assez prononcé pour être classée parmi les monstruosités physiques et morales.

Lavater, par la seule inspection des lèvres de l'abbé

Frict, reconnut cet individu pour un scélérat destiné à périr d'une manière honteuse ; l'événement justifia bientôt cette prévision du célèbre physiognomoniste.

Les muscles des lèvres influent beaucoup sur l'ensemble de la physiomonie. En effet, les personnes dissimulées, concentrées en elles-mêmes, tiennent les mâchoires dans un état habituel de resserrement, et donnent à leur bouche une disposition toute particulière.

Chez les personnes de ce caractère, les lèvres sont ordinairement minces, et jamais entr'ouvertes, pas même dans le plus grand repos de la physionomie.

L'espace placé entre les narines et la bouche a très peu d'étendue, et la lèvre supérieure est toujours plus mince et moins avancée que la lèvre inférieure.

Une bouche entr'ouverte annonce la candeur, l'innocence, la sécurité, la franchise qui va jusqu'à la crédulité ; ce type se remarque chez les enfants, et il dépend à la fois de l'état moral et de la disposition des organes.

D'après M. Vincent, il faut conclure de ces observations que les muscles qui élèvent la mâchoire n'intéressent que sous quelques rapports la science physiognomonique ; ces organes appartiennent spécialement à la vie animale.

Quoi qu'il en soit, l'organisation musculaire du visage constitue évidemment un appareil destiné à la vie de relation, au service du sentiment et de la pensée.

Dans la respiration, c'est un appareil destiné à l'entretien des phénomènes essentiels et généraux de la vie animale ; il contribue puissamment, par la parole, à l'expression, au développement de la pensée, et rentre, par cette circonstance de son action, dans l'empire de la vie de relation. (Voir ce que nous avons dit à ce sujet dans la *Physiologie de la voix*.)

«La nature, dit Haller, qui tend à favoriser parmi les êtres vivants tous les genres de commerce et de société, a voulu que, dans l'homme, toutes les affections de l'âme fussent exprimées par la voix, par le geste et surtout par le visage, dont le langage, parlé par l'homme avec tant de rapidité, est entendu par l'homme aussi rapidement, et même quelquefois par les animaux, surtout par le chien, qui lit bien distinctement la joie, le plaisir, la satisfaction, le mécontentement et la colère, dans la physionomie calme, épanouie ou agitée de son maître (1). »

Dans le rire, le sourire, et en général dans l'expression des sentiments agréables, il se forme, sur les côtés des joues, chez quelques personnes, une fossette qui donne beaucoup de grâce à la physionomie, et que le savant Haller attribue à un écartement entre le grand et le petit zygomatique, alors contractés, pour écarter et relever les angles des lèvres.

Les muscles de la face manifestent aussi leur contraction d'une manière très expressive, en écartant ou en resserrant, élevant et abaissant les parties délicates et mobiles auxquelles ils se terminent : ils ne peuvent en changer la forme, l'attitude, la direction, sans révéler une pensée, une impression, ou même un sentiment ; surtout à la lèvre supérieure, dont les plus petites différences sont très significatives.

Chaque homme ayant sa manière de sentir, de penser, de juger, en un mot ses habitudes morales et intellectuelles, il est de toute évidence que les muscles de l'appareil du visage ne sont pas également employés et exercés dans les différents individus, dit Haller... une émotion accidentelle et passagère, une passion qui ne tient pas

(1) *Elementa physiologiæ corporis humani*, tome V, p. 590.

au fond du caractère, ne laissent aucune trace sur la bouche; en général, chez les enfants et chez les femmes, pendant la jeunesse, ou chez les individus d'une constitution nerveuse et mobile, il y a peu ou presque point de physionomie en repos; les passions, les pensées sont si variées, si rapides, qu'elles rident à peine la surface du visage.

Il n'en est pas ainsi dans les autres constitutions humaines; à mesure que les penchants originels se développent ou se modifient par l'éducation et que l'existence morale se forme et s'étend, il y a dans le visage des parties qui changent, qui prennent du caractère, ou qui présentent même une autre expression. Ces modifications s'opèrent principalement sur l'organisation buccale.

Sans nous en douter, nous sommes tous plus ou moins physiognomonistes, car nous voulons retrouver l'expression caractéristique de la bouche même dans les compositions de la peinture et de la sculpture; pour nous intéresser, il ne suffit pas que la toile et le marbre respirent; il faut que la toile et le marbre paraissent sentir et parler d'une foule de manières différentes.

Le plus grand artiste, c'est celui qui s'est le plus occupé de l'expression, de l'étude pratique de la physionomie et qui a le mieux connu et fait paraître dans ses ouvrages la liaison des affections morales avec l'organisation du visage. Ceci s'applique d'une manière toute particulière à la bouche, puisqu'elle est le siége de la séméiotique faciale.

CHAPITRE X

DES MUSCLES DES LÈVRES.

Le grand-duc de Toscane, dit Lavater, voyant peindre Pierre de Cortone à Florence, ne pouvait se lasser d'admirer un enfant que cet artiste avait représenté en pleurs.

— Cet enfant, dit le peintre, va rire si Votre Altesse le désire.

En effet, à peine le peintre eût-il donné quelques coups de pinceau, que le joli pleureur se mit à sourire : D'autres changements, aussi promptement opérés, rappelèrent la tristesse, et l'enfant pleura de nouveau.

Or, les modifications dans l'expression du visage qu'un pinceau habile peut ainsi faire rire et pleurer à volonté, ont leur siége principal à la bouche, et dépendent plus particulièrement de l'action des muscles des lèvres.

Rien n'est plus digne de l'attention du peintre et du physiognomoniste que les résultats curieux et les notions générales qu'ils doivent tirer de l'anatomie de la face, sur la disposition et le nombre des muscles des lèvres... En voyant une organisation aussi heureuse et cette richesse, ce luxe dans les moyens d'expression des lèvres, doit-on être étonné de leur physionomique, surtout de celle de la lèvre supérieure.

Cette lèvre, dont la courbure est, en général, si agréable, décrit une ligne ondoyante, qui varie à chaque instant par l'expression, et dont le degré d'inflexion, dans la physionomie en repos, contribue à caractériser chaque visage.

Cette ligne de la lèvre supérieure présente des nuances innombrables, des diversités qui nous attirent ou nous repoussent, des signes, des caractères rapides, fugitifs et inappréciables autrement que par les aperçus d'une sensibilité très vive ; elle suffit pour développer, par l'habitude, les observations physiognomoniques.

D'après Lavater et M. Vincent, son commentateur, l'appareil labial doit être examiné dans l'ordre suivant :

1° Le *muscle orbiculaire*, ou muscle central et commun ;

2° Les muscles moteurs de la lèvre supérieure, qui appartiennent plus particulièrement à l'expression des passions expansives et des sentiments agréables.

3° Les muscles de la lèvre inférieure, qui prennent plus directement part à l'expression des passions oppressives et des sentiments douloureux.

Le muscle orbiculaire forme la partie charnue des lèvres ; il se présente sous la forme d'un anneau ovalaire, placé autour de la bouche.

Il n'a aucun point fixe, et se trouve placé entre les autres muscles de l'appareil des lèvres, qui contribuent à sa formation, et aux mouvements simples et combinés desquels il résiste plus ou moins.

Il est véritablement l'antagoniste de tous ces petits muscles, dont il balance et modère les efforts.

L'orbiculaire des lèvres agit quelquefois seul ; c'est

quand on ferme la bouche en donnant de la saillie aux lèvres, ce qui produit le mouvement qu'on appelle vulgairement *faire la moue.*

Ce muscle est particulièrement employé pour le jeu de plusieurs instruments, dans la succion, le baiser, la parole, l'afféterie, l'habitude de faire la petite bouche.

L'action de siffler dépend directement de l'orbiculaire des lèvres assez forte et assez variable dans ses degrés pour modifier les sons.

Muscles moteurs de la lèvre supérieure. — Ces muscles sont en réalité au nombre de douze... Parmi ces muscles, les uns s'élèvent directement, d'autres en portant la lèvre supérieure en dedans, d'autres en dehors; ces mouvements si élémentaires, si simples, sont susceptibles d'une foule de combinaisons qui peuvent varier à l'infini.

La lèvre supérieure s'élève directement toutes les fois que les *élévateurs* communs, les élévateurs propres et les canines se contractent simultanément.

L'action des canines est plus forte si, dans ce même mouvement d'élévation, la lèvre supérieure est un peu portée en dedans.

Les releveurs particuliers, se contractant seuls, la portent un peu en dehors; mais la dilatation, l'allongement transversal de la lèvre supérieure, est spécialement produit par les muscles zygomatiques; ces muscles, fixement attachés en dehors, agissent sur toute la bouche, et jouent le principal rôle dans l'expression des émotions variées de la joie et du plaisir. Ils modifient à chaque instant, l'aspect du visage par leurs mouvements simples ou combinés avec ceux des autres muscles.

La contraction des zygomatiques est d'ailleurs susceptible d'un grand nombre de degrés de force, suivant qu'elle contribue à exprimer une joie plus ou moins vive, douce et modérée, subite ou préparée, noble et calme, triviale et convulsive, profonde ou superficielle, vraie ou affectée.

Ces diversités, d'après les plus célèbres physiognomonistes, se peignent par autant de nuances et de modifications dans l'écartement des angles des lèvres.

En général, la joie du cœur, la gaieté tendrement expansive, les sentiments qu'exprime le sourire, produisent seuls, ainsi que le fait remarquer le peintre-physionomiste Hogarth, ces ondulations légères, ces lignes de la grâce, qui donnent tant de charme à la physionomie de l'homme et surtout de la femme.

Si la joie a moins de noblesse, si elle va jusqu'aux éclats, si à l'expansion d'un sentiment succède le spasme d'une grosse gaieté, les muscles zygomatiques, contractés avec trop de force, se dessinent durement sous la peau, et il se forme dans la circonférence des lignes courbes, semblables à deux parenthèses.

Dans le rire sardonique et le rire forcé et affecté, les zygomatiques ont pour auxiliaires les *buccinateurs*, dont nous venons de parler.

Les zygomatiques sont presque toujours très accusés et très développés chez les acteurs qui remplissent avec succès des rôles de valets dans les comédies de l'ancien répertoire. Leur action était remarquable et dominante dans le jeu physionomique du célèbre Dazincourt. Des vieillards qui ont vu Préville nous ont affirmé qu'une disposition semblable distinguait cet acteur, dont le masque avait d'ailleurs tant de mobilité et de puissance générale d'expression. De nos jours, nous pourrions en dire autant d'Augustine Brohan, la soubrette incomparable dans les comédies de Molière.

Les zygomatiques jouent aussi le principal rôle dans les grimaces, et on les a trouvés doubles, quelquefois triples, chez les grimaciers fameux, chez Bobèche et Galimafré.

Les muscles moteurs de la lèvre supérieure, ayant en général leur point fixe en dehors et en haut, et leur point mobile en dedans et en bas, tendent nécessairement, par leur action simple et combinée, à l'expression des passions expansives. Le jeu des ailes du nez se combine presque toujours avec les mouvements de la lèvre supérieure.

Dans le dédain et le mépris, si contraires à l'harmonie faciale, l'élévateur commun et l'élévateur propre de la lèvre supérieure se contractent et élèvent la lèvre de ce côté, tandis que, du côté opposé, le muscle zygomatique agit à un degré modéré, et comme pour sourire.

Le simple relâchement des muscles releveurs de la lèvre supérieure suffit pour rapprocher cette lèvre de l'inférieure, lorsque les mâchoires n'ont pas été écartées.

Les muscles moteurs de la lèvre inférieure, moins nombreux que les précédents, sont au nombre de quatre.

Les muscles carrés et triangulaires, que l'on peut regarder comme les principaux organes des mouvements de la lèvre inférieure, ont leur point fixe en bas, et sont dirigés de manière à ne pouvoir contribuer à la dilatation du visage. Ils sont les principaux organes de l'expression des sentiments douloureux et des passions tristes, chagrines et sombres, qu'ils peignent en opérant la dépression des traits et l'allongement de la physionomie.

Les muscles triangulaires, qui agissent sur les angles

des lèvres, contribuent principalement au langage des affections oppressives.

On les trouve toujours fortement contractés dans une douloureuse attente, lorsque, écoutant avec le plus grand intérêt, on est sur le point de recevoir la nouvelle d'un événement qu'on redoute.

Le jeu de ces muscles était admirable chez Talma, le grand tragédien, dans le rôle de Manlius, au moment où il adressait ces mots :

Qu'en dis-tu, Sabinus?

à son ami qui l'avait trahi et auquel il semblait deman-der, avec l'anxiété la plus douloureuse, quelques apparences de justification.

On conçoit aisément toute la part que les muscles mo-teurs des lèvres et des ailes du nez doivent prendre à la physionomie en repos ; en général, il y a peu de parties de l'organisation moins constantes, moins régulières dans leur structure que l'appareil musculaire labial : les plus habiles anatomistes et physiologistes ont fait cette remarque.

Les différences sont quelquefois originelles ou primi-tives, mais le plus ordinairement elles sont acquises ; elles dépendent de l'expression souvent répétée et pres-que habituelle du genre d'affections dominantes.

Nous devons ajouter à ces remarques que le physio-nomiste, qui veut justifier ses observations et les appuyer ou les rectifier par l'anatomie, ne doit jamais oublier que des sentiments d'un ordre particulier sont exprimés par les mouvements de la lèvre inférieure ; que des sen-timents tout à fait différents sont rendus par les mouve-ments de la lèvre supérieure.

Ce n'est pas seulement la joie et toutes ses modifications qui se peignent dans cette région supérieure de la bouche par les combinaisons variées des muscles placés au-dessus des zygomatiques et entre les deux muscles.

La lèvre supérieure exprime, en outre, une foule de petites passions, telles que : la suffisance, la prétention, l'orgueil, le mépris et toutes les nuances de la variété, les airs de protection, la plaisanterie et cette foule de vices de l'âme et des travers de l'esprit, que les poëtes comiques ont mis sur la scène dans les caractères de marquis, d'hommes à bonnes fortunes, de séducteurs, de roués.

On a remarqué que les chirurgiens habiles et très exercés ont dans la physionomie un trait particulier et dominant qui dépend d'un mouvement habituel de la lèvre supérieure, que l'on peut attribuer à l'effort qu'ils font sur eux-mêmes pour résister à l'impression produite par le spectacle de la souffrance et de la douleur.

Je ne me dissimule pas que cette étude physiologique sur les lèvres et sur les muscles qui les font mouvoir est incomplète, bien que j'aie réuni les documents épars dans les ouvrages des principaux physiognomonistes. Toutefois, on y trouvera les aperçus essentiels pour bien connaître et apprécier la séméiotique labiale.

CHAPITRE XI

—

Après les lèvres viennent immédiatement les gencives, qui leur sont contiguës. Nous connaissons les voiles du sanctuaire, arrêtons-nous un peu au péristyle du temple buccal.

On donne le nom de *gencive* au tissu rougeâtre plus ou moins terne qui revêt les deux arcades dentaires, se prolonge entre les dents et adhère fortement au pourtour du collet. Les *gencives* sont tapissées par la membrane buccale et servent à affermir les dents.

Les *gencives* proprement dites commencent à quelque distance de la base de l'alvéole, d'où elles commencent leur trajet jusqu'au collet de la dent ; arrivées là, elles se réfléchissent sur elles-mêmes en formant un bord dentelé et festonné semblable à celui qui se trouve à la base des alvéoles. Elles n'ont pas plus de sensibilité que la membrane palatine qui les avoisine.

Quelles sont, en réalité, les fonctions des gencives ? Elles servent beaucoup pour la mastication ; de plus, leur état de conservation ou d'érosion peut fournir matière à de très nombreuses observations médicales aussi bien que physiologiques,

La physiognomonie elle-même reconnaît que les gencives concourent puissamment avec les dents à l'harmonie, à la beauté de la bouche humaine. En effet, elles recouvrent les dents à partir de nos maxillaires. Avec des gencives détériorées, il est impossible d'avoir une belle et bonne dentition, par cette raison que tout édifice est bien près de s'écrouler lorsqu'il n'a pas une base solide.

De plus, la couleur rosée, le tendre incarnat des gencives rehaussent la blancheur des dents et leur donnent même un plus grand éclat, de même que la pourpre augmente la splendeur du plus beau diadème.

Les médecins surtout ne doivent négliger aucun des renseignements qui se rattachent à cette partie de l'organisation buccale, jusqu'à ce jour beaucoup trop négligée. En effet, les gencives fournissent à la séméiotique plusieurs symptômes dont les plus savants praticiens doivent tenir compte.

Quel est le médecin voué principalement aux soins du premier âge qui ignore que le prurit des gencives chez les enfants annonce la prochaine éruption des dents de lait !

Demandez à un médecin ce qu'il pense du saignement fréquent des gencives? Il vous répondra que ce symptôme révèle une grande débilitation dans les fonctions de l'estomac.

Les gencives sèches, sales, brunes, sont des symptômes dont il faut tenir compte à une certaine période dans la fièvre typhoïde.

Dans le scorbut, les gencives se tuméfient, deviennent rougeâtres, douloureuses, et, si on n'arrête le mal, elles s'altèrent : il survient des hémorragies parfois considérables.

En réalité, la buccognomonie ne trouve pas dans la conformation et le degré de coloration des gencives autant de révélations que la médecine. Cela se comprend : cette partie de l'organisation buccale est non-seulement peu sensible, mais encore immobile et cachée par les lèvres. Il faut donc soulever les deux voiles pour voir dans quel état se trouvent les gencives de telle et telle personne. Or, ces investigations ne sont guère permises qu'aux médecins, et même dans des cas d'absolue nécessité ; les dentistes ont le même privilége lorsqu'ils sont appelés pour donner des soins spéciaux à la bouche ; mais ordinairement les gencives échappent à l'investigation du physiognomoniste.

Voici cependant quelques axiomes buccognomoniques particuliers aux gencives.

De même que chaque bouche a des mouvements, des contractions qui lui sont propres, de même les gencives de tout individu se distinguent, soit par leur épaisseur, soit par leur couleur, tantôt rosée, tantôt sanguinolente, tantôt par l'érosion et par une décoloration semblable à celle d'une fleur fanée ou flétrie.

L'irrégularité ou le dé angement des gencives, l'excès ou le défaut de coloration proviennent de plusieurs affections morbides que nous mentionnons dans ce chapitre.

Les personnes qui ouvrent la bouche et compriment les lèvres, de manière à laisser voir leurs gencives, sont ou insolentes, ou idiotes, ou portées à la lubricité. Les naturalistes font remarquer que le bouc, ce symbole de l'impudicité, montre très souvent les gencives.

Les Anglais et les Anglaises montrent les gencives supérieures en ouvrant la bouche, et surtout en parlant ; c'est un signe de flegme et de froideur de caractère.

Maladies des gencives. — De toutes les parties qui concourent à l'organisation de la bouche humaine, il n'en est pas qui se trouvent sujettes, plus que les gencives, à de nombreuses affections morbides ; nous allons en parler très succinctement. On ne saurait trop se précautionner pour conserver les gencives. Sans gencives pas de dents, or, sans dents, il n'y a ni santé, ni beauté.

Le chirurgien dentiste anglais Fox, dans son *Histoire naturelle des maladies des dents,* livre devenu classique, dit avec raison que les gencives sont une substance semi-cartilagineuse, très vasculaire, éminemment susceptible de contraction. Il ajoute que la moindre inflammation occasionnée par le froid, les irrite, les gonfle et altère la solidité de leur tissu, qui devient aussitôt spongieux.

Physiologistes et physionomistes, artistes, fantaisistes, ne vous laissez pas surtout rebuter par l'aridité et par les expressions propres à la thérapeutique ; il s'agit de conserver vos dents dans toute leur beauté, en préservant les gencives des atteintes morbides qui les détériorent si souvent ; il s'agit de conserver à votre haleine toute sa pureté, en indiquant pour les gencives les soins les plus efficaces. Suivez-moi donc, montrez un peu de courage, et je vous ferai grâce des cacaphonies du vocabulaire strictement scientifique. D'ailleurs, il n'est pas de sentier si aride sur lequel on ne puisse jeter quelques fleurs.

Les gencives, quand elles sont parfaitement saines, sont fortement attachées à la dent, au-dessous de l'alvéole, et leurs extrémités reposent sur l'émail. Vous avez sans doute remarqué que celles de leurs parties qui passent entre les dents sont plus basses que les autres à la mâchoire supérieure, et plus hautes à la mâchoire inférieure. Cette particularité vous explique pourquoi, intérieurement, elles paraissent former un arc.

Vous devez savoir aussi que vos gencives n'étant pas naturellement douées d'une grande sensibilité, elles se trouvent très rarement lésées par le frottement des substances dures, qui résulte inévitablement de la mastication des aliments. Mais cette partie de la bouche, lorsqu'elle s'enflamme, devient tellement sensible, que la seule pression des joues suffit pour causer des douleurs intolérables.

Mères de famille, sachez bien que si, pendant la première dentition, les gencives éprouvent de l'inflammation, la plus légère pression devient tellement douloureuse que les enfants refusent le sein plutôt que de s'exposer aux souffrances qu'occasionnerait la succion. Vous avez pu constater, dans vos soins maternels, que, s'il n'y a pas inflammation, leur sensibilité est si faible que les enfants saisissent avec une sorte d'avidité le hochet qu'on leur présente, et qu'ils se plaisent à mordiller, à sucer des croûtes de pain.

Dans la vieillesse, les gencives deviennent complétement insensibles ; ne voit-on pas tous les jours des vieillards qui, privés de presque toutes leurs dents, se servent de leurs gencives pour broyer leurs aliments? Chez quelques-uns, complétement édentés, la trituration s'accomplit sans qu'il y ait la moindre sensation douloureuse.

CAUSES DES MALADIES DES GENCIVES. — Les affections qui attaquent la muqueuse buccale, spécialement les gencives, leur sont particulières; les autres doivent être attribuées à des maladies dentaires.

Parmi les maladies particulières aux gencives, la plus commune est celle qu'on désigne sous le nom de *scorbut*. Ce mot, d'origine hollandaise, *scorbeck*, signifie maladie par déchirement ou rupture.

Voici à quels signes vous reconnaîtrez cette affection : elle s'annonce par une rougeur extraordinaire, par un gonflement des vaisseaux ; le gonflement est très douloureux, et la simple succion provoque une éruption sanguine.

Aussitôt que vous remarquerez ces symptômes, empressez-vous de recourir à tous les moyens fournis par la thérapeutique buccale, car vous vous exposeriez, par votre négligence, à des accidents très graves, vos gencives deviendraient molles, spongieuses, et ne pourraient bientôt plus supporter le travail de la mastication.

Dans le plus grand nombre de cas, le scorbut s'annonce par une ulcération extérieure, aux extrémités des gencives ; cette ulcération s'établit entre les dents à leur collet ; dans très peu de temps, les parties charnues se trouvent détruites, et les collets des dents restent à découvert. Ce n'est pas tout : le scorbut gagne rapidement les alvéoles, les dents deviennent vacillantes et tombent l'une après l'autre.

Vous ferez facilement disparaître les premiers symptômes de la maladie en enlevant le tartre qui recouvre les dents et en employant des potions toniques dans certains cas et astringentes dans d'autres. Quelques praticiens conseillent la scarification : je pense qu'il ne faut recourir à ce moyen que dans des cas tout-à-fait exceptionnels.

Si vos gencives sont excessivement sensibles, lavez-les très souvent avec de l'eau d'orge édulcorée de miel de Narbonne. Si la maladie n'existe que dans une partie, appliquez un caustique avec un pinceau trempé dans une dissolution de nitrate d'argent : vous donnerez ainsi une nouvelle action au tissus.

Les gencives sont aussi sujettes aux ulcères et abcès causés le plus souvent par des dents cariées. L'expérience des plus célèbres praticiens démontre que les ulcères ne peuvent se guérir que par l'extraction des mauvaises dents qui en sont la cause. Gardez-vous de croire aux prétendus dangers de l'extraction d'une dent quand la gencive est enflée ; cette opération est alors moins douloureuse que dans tout autre cas, elle vous procurera une guérison certaine.

La carie des dents produit aussi très souvent des excroissances et de grosses tumeurs aux gencives. Ne vous attendez à aucune guérison tant que vous n'aurez pas enlevé la cause de la maladie. Il faut donc faire extraire la dent cariée ou le chicot, sans le moindre retard. Soyez sans crainte aucune ; l'excroissance de la gencive disparaîtra par l'hémorragie, les vaisseaux se resserreront et rentreront dans leur état naturel.

Mais dans quelques cas, fort rares il est vrai, les protubérances se déclarent sans qu'on puisse en préciser la cause ; elles ont souvent autant de consistance que la gencive elle-même dans son état le plus sain. Les plus célèbres praticiens considèrent le traitement de ces protubérances comme très difficile, parce qu'elles sont vasculaires.

« L'extirpation pratiquée ordinairement, dit le savant Hunter, est presque toujours suivie d'une abondante effusion de sang, qui ne peut souvent être arrêtée que par la cautérisation immédiate. »

Hunter remarque en même temps que les excroissances des gencives peuvent reparaître après l'extirpation ; je pense donc qu'il faut recourir préalablement aux ligatures...

TUMEUR DES GENCIVES. — ÉPULIES. — Le tissu des gencives peut donner lieu à trois espèces de tumeurs, connues sous le nom d'*épulies*.

Ces affections se produisent plus souvent à la mâchoire inférieure qu'à la mâchoire supérieure, soit à sa partie antérieure, soit à sa partie postérieure, soit entre les dents. Leur grosseur est tantôt celle d'un pois, tantôt celle d'une noisette ; elles prennent quelquefois naissance dans l'alvéole de la dent, ce qui en nécessite l'extirpation.

Parlons un peu des aphthes qui se manifestent d'abord aux gencives par des tumeurs blanchâtres, et font leur apparition sur les parois de la bouche. Les aphthes rendent souvent la mastication impossible et la respiration très difficile.

Ces tumeurs varient de couleur et de forme ; chez les enfants, elles s'emparent d'abord de la partie de la gencive que les incisives occuperont plus tard ; cette affection est très douloureuse pour ces frêles créatures, mais peu dangereuse au fond, si on lui oppose des soins assidus et bien dirigés.

Chez les adultes, les aphthes se présentent sous la forme de petits tubercules arrondis : quelques notions suffisent pour faire disparaître cette affection.

Les médecins et chirurgiens qui se sont le plus occupés de cette matière assignent, pour causes principales, aux aphthes, — la malpropreté de la bouche, — la mastication d'aliments trop durs, — l'humidité excessive de la température, — les aspérités qu'occasionnent les dents cariées, — les boissons et préparations mercurielles, etc.

Chez les personnes sédentaires, qui travaillent dans les

bureaux et administrations, chez les dames enceintes et chez les hommes de lettres, les aphthes ont, pour cause principale, l'âcreté de sang : le meilleur et le plus sûr remède à employer, — consiste, à mon avis, en boissons rafraîchissantes, en une application d'eau spiritueuse et une hygiène bien réglée. Toutes les fois que les aphthes arrivent à la corrodation des gencives, il faut recourir immédiatement à la cautérisation par le fer rouge ou par la pierre infernale.

Voici, du reste, quelques remèdes appropriés, je crois, aux différents âges :

Pour les petits enfants, je conseille par-dessus tout le lait des nourrices, qui est une mystérieuse panacée fournie par la nature ;

Aux adultes, je préfère les gargarismes légèrement acidulés, les boissons émollientes.

Il se manifeste aussi aux gencives des abcès désignés scientifiquement sous le nom de *phlegmons*. La partie qui avoisine les incisives de la mâchoire inférieure est principalement sujette à cette affection, dont les causes sont très nombreuses. Parmi les principales, je signalerai l'irritation du nerf dentaire, les pressions faites sur les gencives, le tartre, l'usage immodéré des élixirs dentifrices, la carie de l'os maxillaire, etc.

Les phlegmons se manifestent par une forte chaleur et une extrême sensibilité aux gencives ; presque toujours cette affection se termine par une suppuration et par une résolution qui durent plus ou moins longtemps ; elle cède facilement aux gargarismes, aux émollients, aux petites saignées pratiquées à propos, aux infusions vulnéraires.

Toutefois, les symptômes persistent dans des cas assez nombreux, les douleurs deviennent lancinantes, et il se forme des espèces de sachets pleins de pus ; il faut alors couper court à l'abcès et prévenir des douleurs inutiles par l'extraction de la dent cariée qui a causé l'inflammation, qui rend quelquefois les gencives et les joues adhérentes les unes aux autres.

Dans certains cas, les adhérences s'étendent aux deux côtés, et on doit se hâter de recourir aux remèdes les plus prompts, les plus efficaces.

Le mercure et le virus syphilitique produisent ainsi des ulcérations aux gencives ; je conseille, dans ces cas exceptionnels, de recourir aux traitements usités pour les maladies syphilitiques en général.

Voici maintenant l'hygiène que je conseille de suivre pour préserver les gencives et les guérir lorsqu'elles sont atteintes par la maladie.

On est assez convaincu, je pense, de l'importance des soins à donner à cette partie de la bouche. L'hygiène que je propose convient parfaitement aux gens du monde, qui auront ainsi l'avantage de se soigner eux-mêmes, excepté dans les cas où les affections des gencives prennent un caractère tout à fait morbide.

Eh bien ! belles et jolies dames, qui êtes, à si juste titre, fières des trésors que renferme votre bouche, si vous vous apercevez que vos gencives prennent une couleur blafarde, qu'elles deviennent saignantes et tendent à se ramollir, suivez exactement les préceptes suivants, que j'emprunte aux plus célèbres médecins et aux praticiens les plus renommés :

Employez, le matin surtout et plusieurs fois dans la journée, des lotions d'eau fraîche aromatisée très légèrement avec du cognac, du rhum ou tout autre spiritueux.

Si la débilitation des gencives est locale, vous parviendrez facilement à les raffermir à l'aide d'une brosse très douce. Les fibres auront bientôt recouvré toute leur énergie et la débilitation disparaîtra comme par enchantement.

Mais si le ramollissement des gencives est général, ce que vous pourrez constater ou plutôt faire constater par votre médecin, les lotions les plus salutaires dans les cas ordinaires deviennent insuffisantes, car il faut recourir et bien vite à un traitement interne. Vous emploierez les toniques, le quinquina, par exemple, avec un succès certain.

Vous préviendrez ainsi plusieurs des affections de la face, entre autres celle qui est généralement connue sous le nom de *tic douloureux*.

Du TIC FACIAL. — L'état contre nature des dents, sans même qu'elles soient douloureuses, disent MM. Aubry et Thouret (1), donne quelquefois naissance à des douleurs faciales.

Le tic douloureux n'a pas son siége dans l'appareil dentaire, quoiqu'on y ressente parfois de la douleur.

Le tic ne dépend nullement de l'état morbide des alvéoles ; il faut chercher ailleurs que dans l'appareil dentaire la cause et le remède de cette affection, qui a pour effet de rendre disgracieux le visage le plus régulier.

« Parmi les causes réelles du *tic douloureux*, dit Thouret, on a cru devoir ranger toutes celles qui, fixées sur un des points de la face, ou dans une autre partie du corps qui lui correspond, peuvent irriter les nerfs d'une manière éloignée ou prochaine. En partant de ce principe, on a distingué deux espèces d'affections doulou-

(1) *Dissertation sur le tic douloureux*. Académie de médecine, 1793, p. 239.

reuses de la face, celles qu'on peut appeler *sympathi-ques*, et celles qui sont *idiopathiques*.

Les premières ne peuvent être révoquées en doute ; elles procèdent de toute espèce de liaison des parties voisines, d'où les nerfs de la face peuvent être affectés sympathiquement, ou de maladies plus éloignées ayant leur siége dans les régions qui jouissent avec ces mêmes nerfs de quelque correspondance.

Les auteurs, presque d'une voix unanime, rapportent la cause locale et matérielle du tic douloureux à la pré-sence de toute espèce d'humeur âcre, qui, profondément logée dans les replis du tissu cellulaire, irrite les nerfs qui en sont le siége, les entretient dans un état de spasme ou d'éréthisme habituel.

Une fâcheuse expérience ayant appris que les secours ordinaires de la médecine sont sans efficacité dans le tic douloureux, on a pensé à mettre en usage des moyens plus actifs, tels que la chirurgie en possède.

Galien avait recommandé la section du nerf dans la cure des spasmes fixes et habituels.

Mercurialis avait conseillé d'appliquer le feu dans les *ris involontaires*.

Dans les derniers temps, plusieurs praticiens très re-commandables ont eu recours à la section du nerf dans la variété de tic connu sous le nom de convulsif. Mais il me semble que la section n'est guère praticable que sur de simples rameaux, et qu'elle ne peut avoir lieu sur les troncs aussi considérables que les deux nerfs maxillaires sans qu'on ait à craindre de graves accidents.

D'autres ont proposé de comprimer fortement un des nerfs qui aboutissent aux dents, afin d'en calmer la dou-leur. L'anatomie démontre que ces nerfs sont tous hors de la portée d'un moyen compressif, ce qui porte à

croire que ce n'est pas l'odontalgie, mais une névral-
gie de la face qui est cause du tic douloureux (1).

Je suis d'un avis tout opposé à celui de M. Thouret...
De nombreuses expériences et observations m'ont convaincu, du moins dans les cas les plus ordinaires, que
le tic douloureux a pour cause principale une lésion des
nerfs de la face; quant à cette lésion, elle remonte presque toujours à une affection plus ou moins déterminée
d'une des parties de la bouche, et plus particulièrement
par une odontalgie.

Donc, si vous voulez faire disparaître l'effet, vous
devez d'abord faire disparaître la cause, en vertu de
l'axiome des Latins :

Sublatâ causâ, tollitur effectus.

Pour cela, il faut recourir à l'expérience des praticiens,
qui ont étudié d'une manière spéciale les maladies de
la bouche, ainsi que leur action sur les muscles du
visage.

Il y a à peu près un an, deux de mes amis me présen-
tèrent une jeune personne atteinte depuis longtemps du
tic douloureux. Je l'examinai attentivement et je n'eus
pas de peine à reconnaître que ses traits étaient d'une
régularité parfaite. Mais les contractions occasionnées à
chaque instant par le tic, la défiguraient horriblement :
tantôt c'étaient les yeux qui se fermaient et s'ouvraient
convulsivement; tantôt c'était la lèvre supérieure, tantôt la lèvre inférieure qui se tordaient en sens contraire
et produisaient de vilaines grimaces.

J'interrogeai la jeune personne sur la manière dont
s'était accomplie la deuxième dentition; elle me répondit qu'elle avait beaucoup souffert. J'examinai sa bouche,

(1) Mémoires de l'Académie de médecine de Paris, 1785.

et je vis, à première inspection, une dent cariée qui avait fait naître sur les gencives de petits abcès et ulcères fistuleux.

Profitant d'un moment où la jeune demoiselle n'observait pas ma main, je saisis une pince, et en moins de temps qu'il n'en faut pour écrire ces lignes, j'enlevai la dent malade.

La demoiselle jeta les hauts cris ; ses deux introducteurs se montrèrent eux-mêmes fort irrités de mon audace ; mais lorsque je leur eus montré la dent cariée, en leur démontrant qu'elle était seule cause du tic douloureux, ils m'approuvèrent fort : la demoiselle elle-même, dont les yeux étaient mouillés de larmes, voulut bien me sourire, tant elle se sentait soulagée.

— Voyez, m'écriai-je triomphalement, mademoiselle n'a déjà plus le tic... Regardez comme elle est jolie ou plutôt belle maintenant.

— C'est miraculeux ! dirent les deux amis.

Or, ce miracle, on peut l'opérer tous les jours, et les personnes qui gardent le tic douloureux ne sont guère à plaindre.

Voilà pourquoi, dans ce livre, spécialement consacré à la physiologie et à la physiognomonie buccale, je consacre quelques pages à la partie médicale et thérapeutique. Je sais bien que les gens du monde n'aiment pas généralement les discussions qui portent sur les trop nombreuses infirmités de notre nature humaine ; mais au risque de leur causer quelques instants d'ennui, je m'obstine à leur être utile.

Plusieurs de mes lecteurs feront la grimace aux seuls mots de *pathologie*, de *fistules*, de *carie*, d'*odontalgie*... J'en suis fâché pour eux autant que pour moi, car le plus vif désir de tout auteur est d'avoir une approbation complète : je n'en poursuivrai pas moins mon but, tout en m'efforçant, selon le précepte du poëte romain, de *mêler l'agréable à l'utile.*

Étudions d'abord la bouche dans l'état de maladie aussi bien que dans l'état de santé ; puis, lorsque nous connaîtrons parfaitement cette organisation si multiple, si significative au point de vue du diagnostique et de la physiognomonie, nous résumerons nos préceptes et nous en tirerons des conclusions qui nous donneront la faculté de deviner le caractère, le tempérament, les pensées, les désirs, les passions des personnes avec lesquelles nous nous trouverons en relation.

CHAPITRE XII

Ceci nous conduit à quelques réflexions sur les grimaces.

En général, les grimaces ne diffèrent de l'expression que par l'exagération facile et volontaire des mouvements des muscles du visage. Lavater dit que c'est une espèce d'exercice purement organique et sans rapport avec une situation morale.

En effet, le grimacier nous étonne ou nous surprend par le jeu de l'ensemble ou de quelques parties de sa face, comme les acrobates par des mouvements extraordinaires, auxquels ils accoutument leurs muscles et leur colonne vertébrale.

Très mobile dans tous les sens, la bouche se trouve plus particulièrement le siége des grimaces auxquelles les zygomatiques et les triangulaires contribuent d'une manière spéciale.

Les grimaciers très exercés contractent leurs muscles à volonté. Il y a du reste quelques grimaces très difficiles à faire; telle est, dit Lavater, l'action combinée qui donne une forme carrée à la bouche.

Les grimaces sont d'ailleurs d'autant plus plaisantes qu'elles paraissent avoir pour objet, dans le grimacier qui les fait, d'exagérer, de parodier l'expression d'un sentiment ou d'une passion quelconque.

Il suffit même de forcer certains mouvements des traits du visage, dans une expression d'ailleurs liée à une émotion réelle, pour paraître ridicule et n'exciter aucun intérêt.

Il y a même des visages qui ne peuvent jamais paraître sympathiques.

L'exercice forcé, le jeu habituel et volontaire des muscles de la bouche chez les grimaciers de profession, influent nécessairement sur le développement et la mobilité de ces muscles.

La nature fait en grande partie les frais de ces dispositions aux grimaces et à la mobilité de quelques parties de l'appareil buccal.

On raconte que le célèbre Diderot faisait mouvoir à volonté, et dans toute leur étendue, les muscles occipitaux-frontaux, dont la contraction imprimait des mouvements très remarquables à sa chevelure.

Le grand Dupuytren trouva trois muscles zygomatiques bien distincts de chaque côté de la face, en disséquant avec attention le cadavre d'un fameux grimacier.

En général, les muscles de la face sont très différents dans leur structure, et il n'y a peut-être pas six individus chez lesquels ces organes se ressemblent parfaitement.

On remarque ces variétés principalement dans les muscles des lèvres, qui diffèrent d'individu à individu, non-seulement par le volume, la saillie, mais aussi par le nombre des muscles, au point que les anatomistes ne sont pas d'accord dans la description de ces organes.

Plusieurs auteurs ont écrit sur les grimaces. Santorini en a décrit plusieurs, et principalement une disposition particulière du grand zygomatique qu'il a vu se diviser en deux portions bien distinctes, à leur terminaison aux lèvres.

Il y avait autrefois sur le pont Neuf, non loin des tréteaux de Tabarin et de Mondor, un célèbre professeur de grimaces qui faisait courir tout Paris. C'était un seigneur italien, ou plutôt un adroit charlatan, qui prétendait enseigner aux personnes du beau monde l'art de se contourner la physionomie.

« Messieurs et mesdames, disait-il de sa voix nasillarde :

» Ma femme fait des grimaces ;

» Ma cousine, mon voisin, ma voisine font des grimaces et les font très mal ! Je vais vous enseigner à en faire par principes. »

L'art de grimacer ou de se contourner méthodiquement la figure (*ars ratioque os distorquendi*) est dû aux longues méditations d'un savant physiologiste du xv⁰ siècle.

Ces notions précieuses se réduisent à sept préceptes généraux ou sept *grimaces principales* :

1° *Grimace simple.* Mine riante et gracieuse, yeux arrondis, traits rapetissés.

2° *Grimace double.* Mine moitié riante et moitié affligée, ou même effrayée.... Quelques cris par intervalles.

3° *Grimace laborieuse.* Mine renfrognée, nez enflé, joues tremblantes.

4° *Grimace douloureuse.* Yeux gros et mouvants, joues gonflées, lèvres agitées ; des gémissements.

5° *Grimace bruyante.* Yeux fermés, bouche largement

ouverte, langue saillante ; des cris, du rire et des pleurs.

6° *Grimace silencieuse*. Yeux fixes, bouche faisant le cul de poule, joues creuses, mine allongée.

7° *Grimace compliquée*. Interminable réunion de presque toutes les contorsions faciales : rire inextinguible, douleur que rien ne peut calmer, cris renaissants, développement de tous les moyens (1).

Voilà ce qui se débitait, se chantait à Paris, avec accompagnement du fameux air la *Belle Bourbonnaise*, au plus beau temps du règne de Louis XIV. Ceci prouve que les grimaces se perpétuent de génération en génération ; chaque contraction du visage un peu forcée devient disgracieuse et produit, par conséquent, une grimace.

Au point de vue buccognomonique, ces contorsions plus ou moins prononcées ont une importance réelle et qui a été signalée par Porta, Lavater, Gall, et surtout par le peintre anglais Hogarth, qui nous a laissé une si curieuse collection de caricatures. Je conseille aux spirituels dessinateurs du *Charivari* et du *Journal amusant* d'étudier Hogarth ; ils y trouveront une collection des types les plus grotesques, caricatures semi-politiques, semi-religieuses des principaux personnages d'Angleterre au commencement du xviiie siècle.

La caricature, c'est la grimace prise sur le fait et jetée sur la toile avec le pinceau ou sur le papier avec le crayon. Je conseille donc aux artistes qui cultivent avec succès ce genre, aujourd'hui fort en vogue, de bien

____

(1) Le *Traité des grimaces* est un petit in-4° fort rare. Voir Gouriet, *Les Hommes célèbres dans les rues de Paris*, tome II, page 86.

étudier la bouche, au point de vue physiognomonique ; c'est l'unique moyen de rester dans les limites du vrai, de ne pas tomber dans le vulgaire.

Le regretté Philippon (1), qui vient d'être enlevé à l'estime et à l'affection de ses amis, Philippon, que Nadr a salué d'adieux si déchirants et si vrais, était buccognomoniste. J'ai eu très souvent l'avantage de causer avec cet artiste si gai, si français, et, dans nos conversations, il m'a répété plus de cent fois qu'il est impossible de faire une bonne caricature si on ne connaît pas à fond l'organisation de la bouche dont on veut exagérer la physionomie pour la ridiculiser.

Daumier lui-même, dont le vigoureux crayon a produit tant de chefs-d'œuvre grotesques, Daumier connaît la bouche aussi bien que le plus savant de nos anatomistes. J'ai même la certitude qu'il l'a étudiée, et l'étudie tous les jours au point de vue physiognomonique ; en effet, il ne suffit pas de connaître tels ou tels mouvements de la face ; il faut savoir par quelles causes ces mouvements sont produits.

Il y a des contractions forcées, telles que le tic douloureux dont nous venons de parler.

Il y en a d'autres qui se produisent par inadvertance, telles que les contorsions faciales et surtout labiales, qui se produisent instinctivement et malgré nous, sous une impression douloureuse ou agréable, dans la tristesse et dans la gaieté.

Dans le chapitre consacré aux lèvres, j'ai énuméré et décrit les phénomènes produits par les impressions que

---

(1) Philippon, fondateur du journal la *Caricature* et de plusieurs feuilles amusantes, a contribué immensément au succès de son art.

nous éprouvons; de même que les impressions sont plus ou moins vives chez telles ou telles personnes, de même les contractions ou grimaces sont plus ou moins accentuées; tout homme qui étudie la bouche humaine doit tenir compte de ces différences.

Ne voyons-nous pas souvent des femmes qui versent de grosses larmes sans que leur bouche soient le moins du monde contractée?

D'autres, au contraire, font mille contorsions hideuses ou grotesques, avant que leurs paupières soient humectées.

Les grimaces buccales à l'état calme indiquent le caractère, surtout les passions de l'individu.

Ainsi, les personnes qui se mordent habituellement la lèvre inférieure sont sous l'impression de pensées haineuses.

Celles qui se mordent la lèvre supérieure sont rusées, et méditent quelque stratagème, quelque fourberie.

Lorsque la lèvre supérieure couvre démesurément la lèvre inférieure, c'est signe de bêtise, de plaisanterie grossière.

Si la lèvre inférieure se porte démesurément vers le nez, l'individu est querelleur, moqueur.

Du reste, les classifications du *professeur de grimaces* dont nous parlons plus haut sont bonnes et vraies; le charlatan du Pont-Neuf connaissait très probablement la physiognomonie de Porta, et il avait lu le traité du peintre Lebrun, son contemporain, sur l'étude de la physiologie et de la physiognomonie appliquée aux innombrables contractions et modifications du visage de l'homme, principalement de la bouche.

Qu'il me soit permis de terminer ce chapitre par une anecdote.

Nous nous trouvions un jour réunis, quelques amis et moi, dans un des plus beaux cafés du boulevard. Un peintre célèbre faisait partie de notre société. Au moment où la conversation était le plus animée, l'artiste alla s'asseoir tout seul à l'extrémité de la salle ; il revint quelques instants après et nous dit :

— Regardez donc, mais les uns après les autres, cet individu assis la bas, à droite, et qui fait semblant de lire un journal.

Nos regards se portèrent de ce côté.

— Vous ne découvrez rien ? demanda le peintre.

Nous fîmes tous un signe négatif.

— Eh bien ! cet individu est dévoré d'ambition et d'envie. Voyez donc, comme il se ronge les ongles avec avidité, et comme la lèvre supérieure est collée contre les dents ; ce n'est pas une bouche, c'est une gueule de serpent.

Le peintre avait raison ; le signe caractéristique qu'il nous révélait se trouve mentionné par Porta et par Lavater. J'ai constaté depuis que cette manifestation du caractère est presque toujours infaillible.

CHAPITRE XIII

—

Les physiognomonistes anciens et modernes ont constaté que les principales différences de la physionomie viennent de la direction de la ligue faciale et, par conséquent, des différents degrés de saillie et de prolongement des mâchoires.

Cette ligne faciale se tire le long du front et de la lèvre supérieure.

Le Brun, peintre de Louis XIV et grand physiognomoniste, montra le premier que, par l'abaissement de cette ligue, on peut à volonté dégrader le plus beau type humain, et le faire passer par tous les degrés de l'animalité.

Camper reconnut ensuite que cette ligne avait une direction constante et déterminée dans le beau idéal ; direction dont les anciens artistes se sont peu écartés dans les portraits des grands hommes de leur temps.

Des rapprochements, des comparaisons extrêmes, grand nombre de têtes appartenant à différents âges et à différentes races, permirent de tirer de ces observations des conséquences à peu près générales.

« En effet, dit Camper, aussitôt que je faisais tomber la ligne du visage en devant, j'avais une tête antique.

» Si je la faisais pencher en arrière, j'avais une tête de nègre.

» Si je la faisais encore plus incliner, j'avais une tête de singe.

» En augmentant de plus en plus l'inclinaison, j'avais des têtes de chiens, de bécasses. »

Des observations de Camper et des principaux physionomistes, on peut conclure que c'est en élevant la ligne faciale entre les limites de 85 et de 180 degrés qu'on ennoblit une physionomie, au point de sentir à sa vue cette vénération religieuse dont Phidias fut saisi en regardant le marbre, fait Dieu par son ciseau.

Le progrès de l'esprit humain est évidemment en rapport avec le degré de beauté.

« Nous ne voyons pas, dit à ce sujet l'immortel Cuvier, qu'aucun des peuples à front déprimé et à mâchoire proéminente ait jamais fourni des sujets égaux aux Européens, par les facultés de l'âme ; nous sommes si bien accoutumés à cette liaison, entre les proportions de la tête, des mâchoires et de l'esprit, que les règles de physionomie qui s'y rapportent sont devenues un sentiment vulgaire. »

Si quelqu'un voulait donner suite aux observations de Camper, et les faire contribuer aux progrès de la physiognomonie, il aurait à diviser la ligne faciale en deux :

1° La ligne frontale prolongée jusqu'à la racine du nez ;

2° La ligne maxillaire supérieure, depuis la racine du nez jusqu'aux incisives supérieures.

On aurait ainsi, suivant la remarque du savant Haller,

l'inclinaison d'une troisième, servant à faire apprécier la direction de la partie inférieure du visage.

Camper assure que, dans plusieurs localités de la Frise, les habitants ont la face étroite et la mâchoire longue.

Un Écossais se distingue d'un Anglais par la forme de la mâchoire.

Dans le midi de la France, les hommes et surtout les femmes, présentent plusieurs types de cette rondeur de la mâchoire inférieure qui est un des principaux éléments de la beauté.

Chez les peuples du nord, on trouve, au contraire, des têtes très rétrécies, avec un visage effilé.

Blumenbach assure que le caractère dominant et spécial du type juif consiste moins dans la forme arquée du nez que dans le passage du nez à la lèvre supérieure.

En général, tout est plus adouci chez la femme ; les éminences massoïdes sont moins prononcées, moins étendues que chez l'homme.

La courbure du bord alvéolaire de chaque mâchoire est beaucoup plus adoucie, beaucoup plus élégante.

Les caractères de la vieillesse qui se rapportent à l'état de l'appareil osseux du visage, consistent principalement dans l'altération du nez et de la bouche, par un effet nécessaire du changement qui s'opère dans la forme des mâchoires.

En effet, la mâchoire inférieure, dépourvue en totalité ou en partie de ses dents, usée dans son bord alvéolaire, perd beaucoup de sa hauteur ; n'étant plus soutenue à une distance convenable de la mâchoire supérieure, elle est poussée en avant par les muscles, et le menton s'allonge disgracieusement par l'effet de cette disposition.

La branche de la même mâchoire fait en outre, avec

le corps, un angle beaucoup plus ouvert, et se rapproche, sous ce rapport, de la forme qu'elle avait pendant le premier âge.

Chez les vieillards, la perte des dents est accompagnée de la diminution bien remarquée des bords alvéolaires ; la voûte du palais se rétrécit, et la capacité de la bouche, devenant moins grande, la langue se porte plus en avant et paraît plus longue.

Toute la mâchoire supérieure devient plus creuse, dit M. Vincent ; la lèvre semble en quelque sorte rentrer dans la bouche ; le nez, qui n'est plus aussi bien soutenu, devient aquilin, et sa pointe, qui s'abaisse jusqu'à l'ouverture de la bouche, paraît la recouvrir.

Les muscles qui élèvent les mâchoires n'intéressent que sous quelques rapports le physionomiste ; ils sont, ainsi que les buccinateurs, assez développés pour influer sur la physionomie chez les personnes qui mangent beaucoup et avec une grande avidité.

Ces mêmes muscles, en se contractant avec efforts dans la colère, la fureur et toutes les passions convulsives et cruelles, modifient singulièrement la bouche humaine et forment le trait principal de son caractère.

La dissimulation constante et la concentration spasmodique des sentiments les plus impérieux, tiennent les mâchoires dans un état habituel de resserrement, et donnent à la bouche une disposition toute particulière.

La courbure de l'os maxillaire est souvent de la plus grande signification, et un physionomiste habile pourrait, au simple attouchement de la mâchoire, deviner en grande partie un caractère qui avait échappé jusqu'alors à toutes ses recherches.

Souvent, dit le savant et judicieux annotateur de Lavater, en étudiant des sujets dont les facultés extraordinaires m'étaient connues, l'os maxillaire, vu en profil, m'a fourni des indices plus sûrs et plus positifs que tous les autres traits du visage. Je conseille donc aux peintres et aux dessinateurs de faire le jour sur leurs profils, de manière que cette partie acquière tout le relief possible.

Les mâchoires qui se terminent en pointe aiguë vers le menton indiquent l'activité, la finesse, la hardiesse dans les affaires. On peut remarquer l'existence de ce type dans les portraits des financiers anciens et modernes.

Le célèbre Law avait les mâchoires ainsi conformées :

Les mâchoires qui ne forment qu'une ligne légère et courbe, indiquent l'inflexibilité, l'entêtement.

Chez les femmes, des mâchoires aiguës dénotent finesse, ruse, penchant à la coquetterie.

Les personnes dont l'arrière-mâchoire est d'une largeur démesurée, n'ont qu'une intelligence très bornée, sont entêtées, mais d'un caractère ordinairement inoffensif. Porta dit et démontre que ce type se trouve chez l'âne.

Le même Porta dit que les animaux les plus faibles, les plus éloignés de l'humanité sont ceux dont les mâchoires ressemblent le moins à celles de l'homme. Pour s'en convaincre, ajoute-t-il, on n'a qu'à placer l'une à côté de l'autre une mâchoire d'éléphant et une mâchoire de grenouille, puis une mâchoire d'éléphant, de chien ou de lion à côté d'une mâchoire humaine, et on pourra constater facilement combien la progression est frappante. Les mâchoires du lion ont une expression de courage, de force, et pas de cruauté, comme chez le tigre et le jaguar.

Le renard a les mâchoires très allongées, le museau effilé…. C'est la ruse dans tout son développement.

Les deux mâchoires de l'ours portent mille signes de cruauté, mais en même temps de prudence et d'adresse.

Si vous remarquez chez une personne des mâchoires larges par la base et se terminant en angle presque aigu, méfiez-vous de sa méchanceté instinctive.

Tout homme dont les mâchoires sont étroites par le haut et larges par le bas, tient de la nature du cheval; il est sensible à la louange, d'un caractère fier; il ne peut supporter la moindre douleur.

Dans la colère et dans la mélancolie, les mâchoires sont habituellement serrées l'une contre l'autre.

Les mâchoires larges du côté de l'oreille indiquent un penchant irrésistible au meurtre. Les portraits photographiés de l'assassin Dumollard portent ce type très prononcé.

On se sert vulgairement des mots…

Quelle mâchoire!

C'est une mâchoire!

pour désigner un sot, un imbécile, une personne grossière et brutale.

Ici le proverbe populaire est parfaitement d'accord avec la physiognomonie en général et avec la buccognomonie en particulier. En effet, de tous temps de grosses et lourdes mâchoires ont été désignées comme des signes révélateurs de bêtise, de stupidité. L'os maxillaire de certains individus ressemble à l'instrument qui, au dire de la Bible, servit au robuste Samson pour mettre en fuite ou terrasser les Philistins.

Nous allons nous occuper, très succinctement, des maladies des mâchoires. En vérité, il ne faut pas trop négliger cette partie de la bouche, puisqu'elle est en quelque sorte la charpente de l'organisation, de même que le menton en est la clef de voûte.

L'antre maxillaire (1), dit l'anglais Fox, est une cavité placée au-dessus des molaires et au-dessous de la voûte du palais. Elle se trouve recouverte par une membrane et communique avec les fosses nasales par une petite ouverture pratiquée dans la partie de son côté membraneux.

Cette partie de la bouche s'enflamme quelquefois par suite d'odontalgie. Le traitement à suivre est celui qu'on prescrit pour tous les abcès.

Quelquefois, mais très rarement, il se forme dans l'antre maxillaire des polypes ou des tumeurs fongueuses.

Dans des cas encore plus rares, cette partie de la bouche est attaquée par des affections cancéreuses. Les incisions, d'abondantes hémorragies sont les remèdes les plus actifs et les plus utiles...

Mais n'entrons pas trop avant dans les domaines de la nosographie et de la thérapeutique chirurgicale, et n'ou-

______

(1) Il est connu aujourd'hui scientifiquement sous le nom de *sinus maxillaire*.

blions point que notre but spécial est la physiologie appliquée à l'étude de la bouche et de ses signes révélateurs.

Nous avons parcouru et décrit le temple buccal ; il nous reste à parler de son principal ornement, des DENTS, perles de la beauté, mystérieux clavier de la voix et de la parole.

TROISIÈME PARTIE

TRAITÉ ANATOMIQUE DE LA DENT

CHAPITRE PREMIER

—

D'où vient le mot dent?... Les étymologistes sont tous d'accord à ce sujet; ils le font dériver du mot latin *edens*, mangeant. Jamais mot ne fut mieux appliqué, car les dents sont plus spécialement destinées à triturer, à broyer les aliments.

Combien en avons-nous après la période de la première dentition?... *Vingt*;

Et après la seconde dentition, c'est-à-dire dans l'âge adulte? *Trente-deux; seize* pour chaque mâchoire.

De quoi se composent les dents? De trois parties bien distinctes:

1° La *couronne*, qui contribue à la formation de l'arcade;

2° La *racine*, implantée dans les alvéoles ;

3° Le *collet*, qui se trouve enclavé dans la gencive.

Quelle est la forme et quels sont les noms des dents ?

Les quatre moyennes sont taillées en biseau et se nomment *incisives ;* elles n'ont qu'une seule racine.

De chaque côté, après les incisives, se trouve une dent dont le biseau est très pointu ; on leur a donné le nom de *canines* ou *lanières*.

Les dix dents postérieures qui se trouvent de chaque côté sont connues sous le nom de *molaires*, parce qu'en effet elles font l'office d'une meule de moulin ; elles triturent les substances déjà coupées et déchirées par les incisives et les canines. Voyez comme la nature a tout prévu, jusque dans les moindres détails !

Voici quelques corollaires sur les deux dentitions, que nous empruntons à M. Léveillé, ancien professeur d'anatomie et de pathologie à la Faculté de médecine de Paris :

I. Les dents incisives et canines secondaires sont toujours concentriques à celles de la première dentition.

II. Pour chaque mâchoire, les quatre petites molaires de remplacement se développent immédiatement au-dessus et au-dessous de leurs analogues qui doivent tomber.

III. Les incisives secondaires ont leurs alvéoles particuliers fermés complétement ou percés d'une ouverture poreuse au sommet ou en haut.

IV. Les dents de seconde dentition sont, ainsi que les cavités qui les reçoivent, plus larges et plus grosses que les dents de lait.

V Les dents secondaires ne sont pas toutes rangées régulièrement les unes à côté des autres, tant qu'elles sont encore dans l'épaisseur des os maxillaires.

VI. Les canines supérieures et inférieures sont constamment trois de rang.

VII. Cette irrégularité disparaît lorsque la seconde dentition est terminée.

VIII. L'arcade alvéolaire s'ouvre en proportion de volume plus gros, de la largeur plus grande des quatre incisives et de toute l'épaisseur des canines qui reprennent leur place.

IX. L'arcade alvéolaire s'allonge d'avant en arrière de toute la longueur de la couronne des première et seconde molaires et de toute l'étendue de la dent de *sagesse*.

X. Le développement des dents secondaires, joint aux phénomènes de la nutrition, concourt immédiatement à l'allongement des mâchoires et à l'écartement de l'arcade qu'elles décrivent.

Qu'est-ce que c'est que la *dent de sagesse?* On a donné ce nom à la dernière des grosses molaires, parce qu'elle ne vient qu'à un âge où on suppose que les jeunes filles sont sages et les jeunes gens encore naïfs. Quelques individus n'ont jamais de *dent de sagesse*. J'en demande pardon au beau sexe ; ce n'est pas moi qui affirme, mais bien les plus célèbres anatomistes.

Quelle est la substance des dents humaines? Les dents de l'homme sont composées de substances solides qui s'enveloppent sans se pénétrer ni s'entrelacer l'une avec l'autre. Ces substances sont au nombre de deux : l'ivoire et l'émail.

L'*ivoire* n'est pas un os, bien qu'il ait la même composition chimique. Aucun vaisseau ne le pénètre, il ne se résout point en mailles ni en tissu cellulaire; on n'y voit ni suc médullaire ni pores. Il se compose de couches fortement appliquées les unes sur les autres, et durcies chacune au moment même de la formation.

L'*émail* présente des fibres en sens contraire de l'ivoire, c'est-à-dire que leur direction est perpendiculaire à la surface de la dent ; il se compose de filaments qui, s'ils avaient moins de continuité, revêtiraient la dent d'une sorte de velours : c'est une substance semi-transparente, ressemblant un peu à la porcelaine, et dont les nuances varient chez les individus de divers tempéraments.

« L'émail des dents est si dur, dit Béclard, qu'on peut hardiment le comparer à l'acier devenu bleu ; il est susceptible d'attaquer les meilleures limes et de faire feu sous le briquet. Son épaisseur varie à l'infini : soumis à l'action du feu, il se ternit, se fendille, devient friable ; il se dissout dans un acide légèrement affaibli.

Les dents sont-elles sensibles ? Non, dans l'émail ni dans l'ivoire ; mais leurs noyaux pulpeux, animés de beaucoup de nerfs, sont doués d'une sensibilité extrême.

C'est ce noyau qui, par sa sensibilité, nous fait distinguer les différences de chaleur et de froid, et les moindres nuances dans le choc des diverses substances au moment de la mastication.

IMPORTANCE DES DENTS. — LEUR SIGNIFICATION DANS L'ENSEMBLE DE LA PHYSIONOMIE ET POUR LA SANTÉ.

Le docteur Descuret, que nous avons déjà eu l'occasion de citer, dit dans la partie buccognomonique de son livre :

« Savez-vous, disait un gastronome émérite à un médecin qui discutait avec lui sur le phénomène de la digestion, savez-vous pourquoi les personnes d'un âge avancé sont généralement moroses, silencieuses, pessimistes ?

» C'est parce qu'elles n'ont pas de dents.

» Le gastronome avait cent fois raison, et il faisait de la buccognomonie sans le savoir, de même que M. *Jourdain* de Molière faisait de la prose sans s'en douter.

» Les dents, ajoutait-il avec chaleur, ne sont pas seulement l'ornement de la bouche, l'auxiliaire d'une bonne prononciation ; elles sont surtout les ciseaux, la meule, le pressoir de l'estomac.

» Donnez un bon dentier à un vieillard, il redeviendra causeur, ses idées plus libres perdront la sombre tristesse que leur imprimait l'embarras de les émettre, joint à la difficulté de digérer.

» Une autre fois, ce même gastronome assurait que les physiognomonistes avaient grand tort de ne pas insister davantage sur l'inspection des dents, parce que cette inspection pouvait fournir plusieurs données applicables à la politique.

» S'agit-il d'élire un chef ?... s'écriait le gastronome, rejetez-le s'il a de trop grandes incisives ! c'est un rongeur du peuple.

» A-t-il de longues lanières, rejettez-le également, il le déchirerait.

» Le candidat que l'on porte à la députation s'avance-t-il muni de larges molaires, gardez-vous bien de lui donner votre voix, c'est un grand mangeur.

» Donnez, au contraire, votre suffrage universel à un citoyen dont les dents sont petites et bien rangées ; celui-ci est un homme sobre, ami de l'ordre et de la justice.»

Je donne cette appréciation de l'organisation dentaire

pour ce qu'elle vaut ; les électeurs ne sont pas contraints de s'y conformer..

Quant à la suprématie des dents sur les autres parties de la bouche humaine, elle a été reconnue, proclamée dans l'antiquité la plus reculée. ,

Salomon ne dit-il pas en parlant de la reine de Saba :

« Vos dents sont blanches comme un troupeau de jeunes brebis nouvellement tondues et qui sortent du bain. »

Tout en faisant la part de l'emphase orientale, il est facile de voir, par ce simple passage, que le roi-prophète s'était occupé de l'étude de la bouche et de ses charmes presque divins.

Lucien dit, au sujet de l'incomparable Penthée :

« Comment pourrai-je, en faisant le portrait de Penthée, vous peindre la beauté de ses dents qu'elle montrait en riant?... Blanches, égales, serrées les unes contre les autres, elles offraient, par leur disposition, l'image d'un très beau collier de perles : elles étaient le reflet de son cœur, le miroir de sa belle âme. »

Bien plus, les médecins d'Athènes et de Rome, les poëtes les plus célèbres sont unanimes sur la beauté des dents, qu'ils considèrent comme le plus précieux des dons de la nature. Ils recommandent la propreté, les soins les plus assidus aux jeunes dames, qui perdent le plus attrayant de leurs charmes lorsqu'elles perdent quelques-unes de leurs dents, surtout des incisives. Les peuples de l'ancienne civilisation attachaient même à la beauté, à la conservation des dents beaucoup plus d'importance qu'on ne leur en attribue de nos jours.

... Les disciples d'Hippocrate et de Galien conseillent avec instances, aux jeunes gens et surtout aux jeunes filles, de ne rien négliger pour maintenir les dents dans un état de propreté irréprochable. Opiat, dentifrices, gargarismes, poudres parfumées, fil d'or, liens de toutes sortes pour assujettir un ratelier postiche, étaient employés par les grandes dames d'Athènes et de Rome.

Dernièrement, je priai un de mes amis, qui s'est beaucoup occupé d'archéologie élégante et fantaisiste, de me fournir quelques détails sur les soins de la bouche, chez les peuples de l'antiquité. — Voici les notes que j'ai reçues de lui et que je m'empresse de mettre sous les yeux de mes lecteurs ; elles compléteront ce que nous avons dit au commencement de notre ouvrage.

DES DENTS CHEZ LES ANCIENS.

« Vous me demandez, cher ami, quelques notes sur les soins de la bouche, aux époques de l'ancienne civilisation. Je suis à même de fournir des détails précis, m'étant déjà beaucoup occupé des coutumes et de la toilette des dames d'Athènes et de Rome.

» Ne croyez pas que la coquetterie soit d'invention moderne : les élégantes du temps de Périclès avaient poussé plus loin les ressources féminines que les lionnes de nos jours ; elles n'avaient pas de crinolines, puisqu'elles portaient des robes traînantes, mais leur toilette n'en était pas moins compliquée et surtout très coûteuse.

» Pour ce qui concerne les dents, Homère, Hésiode, Euripide, Sophocle, Pindare lui-même en parlent avec les plus grands éloges. Hippocrate, le divin Hippocrate consacra plusieurs paragraphes de ses aphorismes aux soins de la bouche, et vous pourrez vous convaincre que le père de la médecine était très versé non-seulement dans la thérapeutique dentaire, mais encore dans l'odonto-technie.

» Le poëte Alexis, dans sa *Description des plaisirs et délices des courtisanes d'Athènes*, dit que les jolies femmes, au temps de Périclès, tenaient presque toujours une branche de myrthe à la bouche, qui restait ainsi entr'ouverte et laissait voir l'éclatante blancheur, l'arrangement parfait de leurs dents. Le myrthe était non-seulement l'arbrisseau consacré à Vénus, mais encore, il passait pour communiquer un doux parfum à l'haleine, fortifier les gencives et contribuer ainsi à la solidité des dents, aussi bien qu'à leur conservation.

» Du reste, Hippocrate avait mis le myrthe à la mode par ses prescriptions ; il faisait aussi mâcher certaines substances qui dissipaient l'engorgement des gencives. On se servait surtout du mastic de Chio, dont l'usage s'est perpétué jusqu'à nos jours dans presque tout l'Orient. Clément d'Alexandrie, dans un de ses sermons contre le luxe, reproche aux dames de son temps de venir au temple du Seigneur la bouche garnie de ce mastic, complément indispensable de l'élégance et du bon ton.

» Les Romains ne s'occupèrent-ils pas avec un soin scrupuleux de leur bouche et de leurs dents ? Aussitôt que ce peuple eut étendu sa domination par ses conquêtes, il s'assimila, avec une rapidité inconcevable, les vertus et les vices, les qualités et les défauts des peuples vaincus. Il emprunta à l'Asie, et surtout à la Grèce, tous les raffinements du luxe oriental, toutes les ressources de l'élégance et des grandes manières.

» Horace, Ovide, Martial, Catulle, Properce chantèrent les charmes de la bouche et la beauté des dents, et donnèrent aux patriciennes des préceptes très nombreux.

Sous le règne d'Auguste, il y avait à Rome un célèbre dentiste nommé Castellius, dont parle Martial, et qui laissa en mourant une fortune plus grande que celle d'un proconsul.

» Ovide recommande aux jeunes patriciennes de laver tous les matins leurs dents avec de l'eau fraîche. Dans un *Traité de médecine* qui nous a été conservé, Quintus Serenus dit à une jeune femme :

« Si vous voulez conserver à vos dents leur solidité,
» leur force, lavez très souvent vos gencives avec de
» l'eau fraîche. »

» N'allez pas croire, cher ami, à la naïveté des poëtes romains, ils savaient fort bien que, dans beaucoup de cas, l'eau est insuffisante pour maintenir la propreté de la bouche et surtout pour la conservation des dents. Alors, comme aujourd'hui, on avait recours aux *dentifrices*, et, sur ce point, l'arsenal d'une patricienne ne le cédait en rien à celui des dames les plus élégantes, les plus soigneuses de Paris.

» Scribonius Longus, dans son *Abrégé de médecine*, dit qu'Octavie, fille d'Auguste, composait son dentifrice avec de la poudre de roses séchées au soleil, ou du verre blanc bien broyé avec le nard des Indes. La célèbre courtisane Messaline employait le mastic de Chio, le sel ammoniac et la corne de cerf brûlée.

» Le même auteur raconte qu'Apulée envoya au proconsul Démétrius un dentifrice dont voici la composition. Apulée dit dans sa lettre d'envoi, écrite en vers :

« Je t'envoie, cher proconsul, comme tu me l'as de-
» mandé, un dentifrice composé de fruits d'Arabie.
» C'est une poudre excellente, très fine, qui a la pro-
» priété de blanchir les dents, de dissiper l'engorgement
» des gencives, d'enlever le reste des aliments, de sorte

» qu'on ne montre aucune trace de tartre, pour peu que
» le rire force l'ouverture des lèvres. »

» Les patriciennes et les riches courtisanes de Rome
faisaient aussi très grand usage des pastilles de Cosme,
qu'on prenait tous les matins en sortant du lit. Nous
trouvons ces fameuses pastilles mentionnées dans une
épigramme de Martial contre la courtisane Fescennia :

« Pour ne pas exhaler l'odeur du vin que tu as bu
» hier avec excès, ô Fescennia ! tu dévores, en étalant
» ton luxe insolent, des pastilles de Cosme. Ce déjeuner
» factice nettoie tes dents, mais il n'empêche pas les
» mauvaises odeurs de sortir de ton estomac. »

» Vous me demanderez peut-être, cher ami, quelle
était la composition de ces incomparables pastilles ; je
vous avoue que je n'ai pu découvrir aucun renseigne-
ment sur les ingrédients employés par les parfumeurs
et les dentistes ; mais je pense que c'étaient des bon-
bons de pâte aromatisée.

» Quant aux opiats et électuaires, les Romains en connurent et en employèrent de toutes sortes. Pour ces
compositions, on employait principalement les poudres
odorantes, le miel, le nard, les parfums.

» Les patriciennes de Rome se servaient du lentisque,
et suivaient en cela les traditions des grandes coquettes
d'Athènes. Dans le *Satyricon*, de Pétronne, nous voyons
un patricien fort amoureux, fort soigneux de sa personne, muni d'un cure-dents d'argent, et se nettoyant
les dents pour se donner un air d'importance. Sous le
règne de Tibère, on ne se servait déjà plus du lentisque ;
ce genre de cure-dents n'était toléré que dans les réu-
nions intimes. Alors comme aujourd'hui, il était de très
mauvais ton de se nettoyer les dents en public.

» Les Romains, aussi bien que les Grecs, avaient recours aux rateliers postiches, et l'odontotechnie avait fait de très grands progrès au temps de Néron. Avant Hippocrate, les dentistes d'Athènes se servaient de fils d'or pour assujettir les fausses dents.

« Que l'or et l'ivoire remédient aux désordres de la
» bouche d'Eglé, dit Juvénal ; que la courtisane Galla,
» plus coquette et plus adroite, ôte pendant la nuit ses
» dents artificielles... personne n'ignore ces superche-
» ries féminines. »

» Ovide, dans son *Art d'aimer*, se montre presque enthousiaste fanatique de la beauté des dents, il donne aux patriciennes des conseils pour réparer les désastres de la bouche.

» Voici maintenant un passage de Galien, médecin si justement célèbre :

» Je suppose, dit-il, que l'ordre des dents soit ren-
» versé, et que les molaires, par exemple, se trouvent à
» la place des incisives... De quel usage seront alors les
» dents et quelle confusion ne causerait pas ce dérange-
» ment si simple en apparence !

» Je conclus de là que, de même que nous jugeons
» qu'un homme a de l'intelligence, parce qu'il range
» dans un ordre convenable une compagnie de trente-
» deux hommes (ce qui est justement le nombre des
» dents), de même nous devons, à plus forte raison, ad-
» mirer la sagesse providentielle de la nature. »

» Il est fait mention de fausses dents attachées avec de l'or dans les *Douze tables*, les plus anciennes des lois de Rome.

» Les soins de la bouche étaient donc une préoccupation constante pour les patriciens et les grandes dames. M. Battinger nous donne, dans une savante dissertation sur la toilette d'une dame romaine (1) des détails très curieux, très intéressants... La fière patricienne a déjà mis à l'épreuve l'habileté de plus de vingt esclaves préposés aux préliminaires de sa coquetterie.

» Une autre esclave se présente et lui offre du mastic de Chio, ainsi que des pastilles de Cosme ; elle porte aussi un flacon d'onyx avec de l'urine d'un jeune enfant mâle, ce qui passe pour produire des effets particuliers sur les dents, une coquille dorée pleine de pierre ponce pulvérisée.

» Si nous voulions faire de l'érudition, cher ami, nous pourrions multiplier les citations à l'infini et démontrer que l'art du dentiste fut pratiqué par des hommes très recommandables chez les Egyptiens, chez les Grecs, chez les Romains et généralement chez toutes les nations civilisées ; mais vous m'avez seulement demandé quelques détails sur l'importance qu'on a de tout temps attachée à la beauté des dents, à leur conservation, et sur les soins de la bouche. Ai-je bien rempli le but que vous m'aviez indiqué ?... Vos lectrices en jugeront. »

. . . .

Assurément, il y aurait beaucoup à ajouter à la savante lettre de notre ami, car l'antiquité nous a laissé de très nombreux documents sur la bouche humaine et sur chacune de ses parties. Mais cette lettre est plus que suffisante pour la démonstration que nous nous étions proposé de faire.

De nos jours, les médecins et les physiognomonistes les plus distingués sont du même avis que les anciens

____

(1) *Manuel encyclopédique,* an IX.

sur l'importance de l'organisation dentaire, et sur son rôle dans l'ensemble de la physionomie.

« Les dents, dit M. Fournier, sont le plus bel ornement de la figure humaine ; leur régularité, leur blancheur constituent cet ornement.

» Ces qualités flattent nos regards et ajoutent de nouveaux agréments à la beauté des traits du visage. La bouche excède-t-elle les proportions de son dessin ordinaire, de belles dents dissimulent cette erreur de conformation, et, souvent même, le prestige qui résulte d'une denture parfaite est tel qu'il nous semble que cette bouche ne serait pas bien si elle était plus petite (1). »

Rousseau a dit avec autant de sens que de raison : « Il n'est pas de vilaine femme avec de belles dents. » C'est que la blancheur, la parfaite conservation des trente-deux perles que la nature a données à chacun de nous constitue la plus belle parure de la femme. Supposez, en effet, une jeune personne ayant de beaux yeux, un joli nez, un beau front, de beaux cheveux, un teint charmant, mais affligée de vilaines dents, rongées par la carie, couvertes d'un tartre épais, mal rangées, superposées, et tout charme disparaît.

Figurez-vous, au contraire, une jeune femme avec un nez presque épaté, de petits yeux, une figure commune ; cette physionomie vous paraîtra agréable si elle a de belles dents. Cela est si vrai, qu'une belle dentition se fait remarquer même chez les hommes ; elle adoucit leurs traits beaucoup plus rudes que ceux de la femme, et répand sur leur figure une douce amabilité ; mais c'est principalement aux femmes que les belles dents sont nécessaires, puisque, d'après les lois de la nature, elles

(1) *Dictionnaire des sciences médicales*, tome VIII.

doivent commencer par plaire aux yeux de l'homme avant de toucher, de captiver son cœur.

Les médecins eux-mêmes ont de tout temps reconnu et reconnaissent encore les services immenses que peut rendre la buccognomonie, puisque les dents, leur état de conservation ou de détérioration, la couleur des gencives et des lèvres sont considérés comme des signes certains pour révéler la complexion et les maladies des individus.

Une de nos célébrités médicales me disait dernièrement : « Vous faites un travail spécial sur la bouche hu-
» maine ; je vous en félicite et je vous en remercie, car
» vous rendez un grand service au progrès médical. In-
» sistez principalement sur les dents, parce que dans
» l'état de santé et de maladie, elles nous offrent des si-
» gnes ou caractères qui nous permettent d'étudier à
» coup sûr la constitution physique des individus, et
» jusqu'à un certain point, nous pouvons regarder l'état,
» la conservation des dents comme un pronostic des
» plus certains. »

Ce n'est pas précisément à la constitution physique ni à la séméiotique médicale, mais à la révélation de facultés intellectuelles et morales, aux passions de chaque individu que je veux appliquer l'étude et la connaissance de la bouche humaine et particulièrement des dents.

Entrons résolûment dans notre sujet.

CHAPITRE II

—

Nous lisons dans les *Problèmes* d'Aristote :

« Les dents peuvent servir au pronostic de la vie, du caractère, des qualités, des défauts, des vertus et des vices, des personnes avec lesquelles nous nous trouvons en relation et que nous voulons reconnaître. »

—

« Vous trouverez bonté, loyauté, amabilité chez les personnes qui ont les dents blanches, propres, bien alignées, s'avançant aussitôt qu'on ouvre la bouche, sans pour cela déborder les lèvres, sans se montrer entièrement à découvert. »

—

« Vous reconnaîtrez la force morale et physique à des dents courtes, un peu larges et se joignant bien les unes aux autres. Des dents jaunâtres ou verdâtres indiquent à la fois faiblesse physique et morale. »

—

« Telles sont les dents, telles sont les passions, a dit un
» célèbre physiognomoniste. »

« Les femmes d'un caractère dur ont les dents inférieures fort avancées sous les dents supérieures, fort
longues ou fort courtes.

(On peut remarquer ce type très prononcé dans les
portraits des reines Marie Tudor et Élisabeth d'Angleterre.)

» Toute femme dont les incisives supérieures s'avancent sur les supérieures est orgueilleuse, entêtée, opiniâtre.

» Des dents d'une extrême blancheur, en quelque
sorte inaccessibles au tartre, dénotent un tempérament
sanguin. Le tempérament bilieux se reconnaît à des
dents jaunes et atteintes particulièrement par la carie. »

———

Une preuve importante des dents en physiognomonie,
disent Porta et Lavater, nous est donnée par le croco-
dile et surtout par l'éléphant.

En effet, dans l'irrégularité de la pose et de la configuration des dents de l'éléphant, quel caractère de méchanceté diabolique sans dessein formé !

Aussi toutes les fois qu'on remarque chez une personne des dents irrégulièrement posées, surtout les œillères fortement développées, faut-il s'attendre à trouver
chez elle une méchanceté instinctive, la ruse et la prudence poussées à l'excès.

———

Des dents fermes, épaisses et fortes sont un signe
presque certain de longévité. D'après le physiognomoniste Scott, les dents fortes et épaisses dénotent que
l'individu a une santé robuste, qu'il est grand mangeur,
très hardi et qu'il tient beaucoup de la nature du cheval.

Le même Scott ajoute que l'homme qui a des dents longues, aiguës et fortes est gourmand, audacieux, soupçonneux, très envieux, et qu'il paraît tenir de la nature du serpent.

———

Toute personne qui a les canines longues, très solides et sortant de la bouche est portée à la gourmandise. D'après les physicgnomonistes Rhasès et Conciliator, les dents canines de cette sorte dénotent spécialement la gloutonnerie. Aristote, dans son *Histoire naturelle*, fait remarquer que le sanglier, le cheval marin et le cheval domestique ont les canines proéminentes et en dehors des lèvres. Dans le livre des *Problèmes*, le même Aristote démontre scientifiquement que les dents peuvent servir à pronostiquer la vie, le caractère, les vertus, les vices, le tempérament des individus.

———

Ion de Chio affirme qu'Hercule avait trois rangées de dents; la mythologie a voulu caractériser ainsi ce terrible exterminateur de monstres.

———

Dans la joie on laisse voir toutes les incisives et même les canines.

———

Dans la colère les dents s'entre-choquent; il y a quelquefois des grincements; ce dernier symptôme révèle les mouvements de l'envie.

Les gourmands ont les dents fortes, grandes et très larges; des dents petites et bien serrées sont un signe de sobriété, de modération.

L'homme cruel et féroce a les canines très fortes et

très longues. De grandes incisives indiquent une avidité insatiable, un homme carnivore ; on trouve ce type chez presque tous les Anglais.

Les joueurs ont les dents jaunâtres et usées par un grincement continuel, occasionné par les chances de gain ou de perte.

Les dents longues, aiguës, claires et fortes, indiquent un sceptique, un raisonneur, un homme naturellement porté à la malveillance.

—

Les dents claires indiquent lâcheté, faiblesse ; vous remarquerez ce type chez le mouton.

—

Zopire, physiognomoniste athénien, dit que les célèbres courtisanes Aspasie, Laïs et Phryné, avaient les dents courtes et serrées ; les portraits de la *Joconde*, de Ninon de Lenclos et de Marion Delorme reproduisent cette même particularité dentaire.

—

La démarche de l'envieux, dit le poëte Ovide, est très lente ; son regard est oblique et sa *dent d'ébène*.

Les dents bien conservées, surtout si le sujet est d'un tempérament sanguin, indiquent fierté et orgueil.

L'ambitieux a les canines courtes, mais très aiguës, les lanières fortes et longues ; voilà pourquoi les physionomonistes le comparent au lion.

Les dents claires et allongées indiquent avarice ou parcimonie extrême.

Les dents bien disposées et dans un état de parfaite conservation sont l'apanage du tempérament sanguin. Des dents courtes et usées avant l'âge révèlent un tempérament nerveux. Les médecins reconnaissent le tempérament bilieux à des dents jaunâtres et couvertes d'une couche de tartre tureux.

Des dents aiguës et superposées les unes sur les autres, indiquent un caractère téméraire ; la hardiesse se révèle par des dents longues, écartées, aiguës et fortes.

A des dents de moyenne grandeur, ni trop fortes, ni trop faibles, ni trop claires, ni trop épaisses, vous reconnaîtrez un homme qui a un grand fonds de probité et qui est enclin à faire du bien à ses semblables.

On trouve ce type buccognomonique très prononcé dans la haute bourgeoisie, dont les habitudes sont presque toujours calmes et sédentaires.

Si une jeune fille a des dents d'une entière blancheur et qui brillent comme autant de diamants, lorsque le plus doux sourire vient effleurer ses lèvres, surtout si ces dents sont implantées dans des gencives rosées, faites tout ce que vous pourrez pour que cette jeune fille soit l'épouse de votre fils ; de pareilles dents dénotent une grande aménité de caractère, chasteté, amour maternel.

—

Chez la plus jolie femme, des dents canines et sortant un peu en dehors, indiquent un grand fonds de méchanteté.

Chez l'homicide vous trouverez les dents aiguës et rentrantes, ainsi que les mâchoires larges du côté de l'oreille. Chez les individus dont les passions se trouvent modifiées par l'éducation, ces mêmes signes révèlent un grand courage.

Les dents fortes et régulièrement rangées, sont une marque de probité ; il y a régularité dans le moral de chaque individu lorsqu'elle est bien prononcée dans la bouche.

Tout frison a les incisives très aiguës et presque recourbées comme l'extrémité du bec d'un oiseau de proie.

Les dents grosses et claires sont un signe d'imprudence ; les naturalistes trouvent la même conformation dentaire chez l'âne. Si les dents sont faibles et très claires, un peu allongées, elles indiquent un fonds de timidité.

Les dents petites, aiguës, avec des lèvres serrées ou démesurément prononcées, dénotent un caractère impudique, chez l'homme aussi bien que chez la femme.

L'homme fort a les dents grosses et serrées les unes contre les autres ; les grands lutteurs, les *hercules*, ont tous ce type très prononcé. Porta, dans son *traité de physiognomonie*, parle d'un lutteur espagnol qu'il vit à Naples en 1558 et qui avait les dents fortes et serrées.

Ce même signe s'applique aux hommes courageux et guerriers. Le pusillanime a les dents claires et aiguës ; Polémon et Adamantius comparent le lâche aux singes et aux chats.

Adamantius dit que les hommes colères ressemblent aux lions, aux taureaux et aux chiens ; la violence de caractère se reconnaît à des dents irrégulières et usées prématurément.

L'Anglais parle presque toujours les dents serrées les unes contre les autres.

« Rien de plus certain, de plus frappant, dit Winckelmann, rien de plus visible à chaque instant que la signification caractéristique des dents, soit qu'on les considère pour elles-mêmes, soit qu'on envisage la manière dont elles se présentent. »

« Il y aurait assez de matière pour remplir un volume in-quarto, à ne parler que des dents seules, dit Lavater, cependant les peintres les négligent ou les omettent dans les tableaux historiques.

» On n'a qu'à observer particulièrement pendant un jour les gens que nous voyons ; qu'à examiner, de ce côté, les imbéciles ou les hypocrites rassemblés dans un salon, l'on verra que les dents, non-seulement dans leurs rapports avec les lèvres, mais considérées en elles-mêmes, sont entièrement caractéristiques et forment même une partie de la physionomie qui résiste à toute dissimulation. »

———

« On assure, dit Chardin, dans son *Voyage en Perse*, que Mahomet, en ordonnant dans le Coran que les femmes ne paraissent en public que voilées, a voulu prévenir les dangers auxquels elles seraient exposées si elles montraient leurs dents. »

———

Donc, il est à peu près impossible, si on n'a pas étudié la forme et la disposition des dents avec le plus grand soin, de bien étudier la bouche d'une personne.

« L'arrangement des dents, dit Herder, est un des signes les plus expressifs de la figure humaine. »

———

Si je voulais seulement citer les appréciations, les préceptes, les axiomes des poëtes, des physiologistes, des physiognomonistes, des médecins même sur les signes révélateurs des dents, je pourrais glaner à pleines mains chez les anciens comme chez les modernes ; les grands hommes ont tous écrit sur les rapports plus ou moins directs qui existent entre les passions du cœur, les tendances, les aptitudes de l'esprit et la forme aussi bien que l'état de conformation des dents; mais la physiognomonie fait depuis longtemps partie du grand domaine scientifique, toute autre démonstration devient inutile. Les axiomes qui précèdent suffiront pour guider les personnes qui auront à cœur de saisir les innombrables signes révélateurs de la bouche humaine et principalement de l'organisation dentaire.

Puisqu'il est si bien démontré que les trente-deux perles dont nous a gratifié la nature sont, en quelque sorte, le mystérieux clavier de la pensée, des passions, des tempéraments, même des races, des nationalités;

Puisqu'il est avéré qu'il ne peut y avoir de physionomie réellement belle sans de belles dents;

Puisque la médecine les admet comme signes révélateurs de la santé et de la maladie;

Il importe au plus haut degré, surtout aux dames, de conserver intacts, aussi longtemps que possible, ces diamants beaucoup plus précieux que ceux qui sont déposés dans leurs écrins par l'opulence conjugale.

Mais pour les conserver, il faut en avoir un soin extrême comme de toutes choses fragiles et délicates.

Commençons par les préceptes relatifs à la toilette dentaire. Nous parlerons ensuite un peu des préceptes médicaux ou plutôt d'hygiène.

CHAPITRE III

—

LA TOILETTE DES DENTS.

Ce chapitre est un des plus importants de notre ouvrage, puisqu'il s'agit de la conservation des dents nonseulement saines, mais encore dans toute leur beauté naturelle.

Or, les dents, de même que les autres parties de la bouche dont elles sont le précieux ornement, demandent de très grands soins de propreté, une vigilance, une attention de chaque jour.

Toute personne qui tiendra à conserver ses dents saines et belles devra, en sortant du lit, se rincer la bouche avec de l'eau fraîche, très pure, à une température de 8 à 10 degrés. Ordinairement l'eau pure suffit. Les personnes qui ont l'haleine forte peuvent sans danger l'aromatiser avec un peu d'alcool, de vinaigre, etc.

Il faut bien se garder de se servir d'eau de puits ; elle altère rapidement les dents. Dans les pays où il n'y a pas de fontaines, on a remarqué que les habitants perdent les dents de très bonne heure ; on pourra remédier à cet inconvénient, contre lequel il faut bien se prémunir, en laissant l'eau de puits exposée au grand air, dans un vase, pendant quelques heures ; elle aura ainsi le temps de se saturer de l'oxygène qui lui manque.

La brosse est généralement indispensable pour bien se nettoyer les dents ; le choix de cet instrument de toilette buccale demande la plus grande circonspection. Je ne saurais trop recommander de rejeter les brosses faites de soies de sanglier, car elles sont si dures qu'elles blessent les gencives et finissent même par altérer l'émail. On doit donner la préférence aux brosses les plus douces ; la bouche est si délicate qu'on ne saurait prendre trop de précautions.

Ayez soin de diriger votre brosse bien choisie dans le sens de la longueur des dents ; les soies agiront ainsi comme autant de petits cure-dents ; elles se glisseront dans les interstices dentaires, en enlèveront les particules alimentaires, ainsi que le limon tartreux, qu'il ne faut pas y laisser s'accumuler.

On agira très sagement en consultant le praticien chargé du soin de la bouche sur le choix des brosses, dont les formes varient selon l'âge des individus, selon la disposition des dents et l'état des gencives.

Mères de familles, ne donnez à vos enfants, surtout à vos filles, que des brosses très légèrement garnies et par conséquent très douces. Leurs gencives n'ont pas encore pris toute leur consistance, et des crins trop épais ou trop forts pourraient les blesser.

Dans l'âge adulte, l'émail s'est tout à fait consolidé, les gencives sont beaucoup moins sensibles ; on peut donc se servir de brosses un peu plus fortes, même à quatre rangs. Les personnes qui ont les gencives molles et par conséquent très sensibles doivent toujours se servir de brosses légèrement garnies de crins très doux.

Je ne saurais trop recommander de se servir de

brosses choisies avec le plus grand soin, en frottant par un mouvement de rotation de haut en bas ; le poids de la main ne portera pas sur les gencives.

Dans le dernier siècle, on fabriquait des brosses avec des racines de réglisse, de luzerne et autres plantes fibreuses qu'on faisait bouillir ; on parfumait ces petits pinceaux avec des huiles aromatiques. Mais depuis longtemps on a adopté les brosses à crins, bien préférables aux racines, qui résistaient à toutes les préparations et demeuraient très dures. Antérieurement aux brosses-racines, on se servait, pour nettoyer les dents, de petits bâtons dits de *corail*. C'étaient des corps durs, susceptibles de blesser les gencives, d'ébranler, d'entamer, de fracturer même les dents.

Ce genre de fabrication s'est beaucoup perfectionné depuis quelques années ; on vend des brosses dont les bords sont garnis de crins très doux, de sorte qu'on se nettoie les dents sans s'exposer à blesser les gencives.

Plusieurs personnes se servent aussi, pour la toilette des dents, de morceaux d'éponge attachés à un manche dont la forme peut varier à l'infini. A mon avis, les éponges, bien que très douces en général, glissent sur le poli de l'émail sans en détacher le limon, de sorte que les dents ne sont que très imparfaitement nettoyées ; j'en dirai tout autant des tampons de coton qui enlèvent à peine les matières adhérentes à la superficie des dents, de sorte que les substances étrangères s'amoncèlent et séjournent indéfiniment dans les interstices. De là, les envahissements du tartre, de la carie et autres affections, sans compter la fétidité de l'haleine. Je conseille donc de se servir exclusivement de la brosse, le seul instrument efficace pour maintenir la propreté des dents. Or, la propreté est indispensable, non-seulement pour conserver les charmes de la bouche, mais encore la santé. Les odeurs fétides de la bouche sont classées parmi les causes suffisantes pour demander le divorce.

« Les musulmans, dit le voyageur botaniste Tournefort, pour faire la petite ablution, se tournent du côté de la Mecque ; ils se rincent trois fois la bouche et se nettoient les dents avec une brosse. »

Mahomet, très versé dans les connaissances médicales, et initié probablement à la physiognomonie par les docteurs arabes, mit au nombre des prescriptions religieuses la propreté de la bouche.

Comment faut-il entretenir la propreté des dents des enfants? vont me demander les mamans, les nourrices, les gouvernantes.

Cela est très simple : prenez de l'eau pure, surtout très fraîche, servez-vous-en pour humecter une brosse douce et fine, et vous préserverez presque toujours les dents des enfants des premières atteintes du tartre ou de la carie.

Vous apercevrez quelquefois des taches jaunes qui ternissent tout à coup l'émail des incisives... Dans ces cas vous devez agir avec beaucoup de précautions et de prudence et ne pas trop vous alarmer : rassurez-vous, au contraire, ces taches jaunes disparaîtront d'elles-mêmes. D'ailleurs, il y aurait danger et même cruauté à poser l'acier ou des caustiques sur un émail qui n'a pas encore pris toute sa consistance.

Mais si vous remarquez qu'un tartre épais et jaunâtre envahit les dents, enlevez promptement cette substance parasite, ce que vous pourrez faire avec facilité, parce que dans le premier âge le tartre n'est pas très adhérent.

Quand vient l'âge adulte, les dents exigent plus ou

moins de soins, de propreté, suivant le tempérament des individus ; généralement on a les dents propres et les envahissements du tartre sont très rares. Toutefois, Il ne faut rien négliger pour entretenir une propreté parfaite.

Il arrive très souvent que les dents se présentent inégales en longueur ; cette irrégularité gênerait bientôt la mastication et donnerait à l'arcade dentaire un aspect disgracieux. La lime devient alors nécessaire.

Les soins de propreté ne suffisent pas pour conserver les dents ; les jeunes personnes surtout doivent éviter certains accidents qui proviennent trop souvent de l'imprudence avec laquelle on brise des noyaux et autres corps très durs, au risque d'occasionner des lésions très graves. Les efforts que font alors les mâchoires peuvent entraîner des résultats très funestes.

DES DENTIFRICES. — ÉLIXIRS ET OPIATS.

Nous avons déjà donné de longs détails sur les dentifrices chez les anciens. De tout temps les praticiens ont reconnu qu'il y a des cas très nombreux où l'eau ne suffit pas pour rendre aux dents leur éclatante blancheur ; il faut nécessairement recourir à la chimie.

Presque tous les dentifrices dont on se sert aujourd'hui, ont pour base la poudre impalpable de certaines substances médicamenteuses, indiquées par les plus célèbres praticiens. Parmi ces substances, il y en a beaucoup qui ne produisent pas le moindre effet et sont par conséquent inertes. D'autres sont signalées comme très nuisibles ; d'autres enfin sont admises par les médecins eux-mêmes.

Parmi les substances inertes et qui ne produisent pas grand effet, je classe : — la suie — le sel marin — le charbon — le quinquina.

Si vous demandiez pourquoi on s'est résigné à employer une substance aussi dégoûtante que la suie, je vous répondrais que cet usage bizarre a pour origine un préjugé populaire. En voici la cause réelle :

En voyant passer un ramoneur vous êtes frappé de la blancheur de ses dents ; vous ne découvrez pas que cet éclat factice est produit par la couleur de la peau noircie dans les cheminées. Mettez une substance presque jaunâtre à côté d'un corps très noir, la substance vous semblera très blanche. Donc les dents des ramoneurs ne sont pas plus blanches en réalité que celles de presque tous les ouvriers.

Je dois dire cependant que l'emploi de la suie comme dentifrice n'est nullement dangereux, mais il restera toujours complétement inerte.

Belles dames qui lirez ces lignes, je vous en conjure, ne vous servez pas de cette substance sale, amère, d'un goût détestable ; ne souillez pas *inutilement* vos lèvres où règne le sourire, vos gencives qui ont la tendre incarnat de la rose qui vient d'éclore.

Il en est de même du charbon, qui n'exerce pas la moindre action sur les dents et ne contribue en rien à leur blancheur, et pourtant il a formé pendant longtemps et forme encore la base de plusieurs dentifrices. Le médecin Bretonnayau écrivait en 1583 un assez long ouvrage où il signalait le charbon de vigne comme un sûr moyen de conserver, même de rétablir l'émail des dents. Les Facultés elles-mêmes ont dû céder aux tyrannies de la mode, aux influences du préjugé ; le charbon et la suie sont encore employés et indiqués comme dentifrices. Le seul effet du charbon c'est de purifier la bouche, d'absorber les humeurs, les sécrétions fétides des gencives. Quant à la suie, il ne faut rien en attendre.

Le quinquina est autrement actif ; cette substance, réduite en poudre impalpable est un fébrifuge très astringent, qui raffermit les gencives et les purifie. Je pense néanmoins que le quinquina ne doit pas figurer dans la longue liste des dentifrices, parce que, si on s'en sert trop souvent, il ternit et jaunit l'émail. On ne doit l'employer que comme tonique dans la débilitation des tissus buccaux.

Le sel marin ou chlorure de sodium n'agit que sur la glande salivaire, et son action sur l'émail est tout à fait nulle.

Ce dont il faut principalement se garder, c'est de se servir de dentifrices dont la composition est mêlée d'acides. Je sais bien que ces ingrédients délétères ont pour effet de donner subitement aux dents une blancheur extraordinaire ; mais, songez-y bien, vous paieriez trop cher le plaisir de satisfaire votre amour-propre pendant quelques instants seulement.

Oui, belles et charmantes dames, pendant qu'on admirerait ce prodige inespéré, vos dents deviendraient poreuses, par suite de la dissolution du phosphate de chaux dont se compose l'émail, et bientôt elles prendraient une teinte jaunâtre qui défierait tous les remèdes de la médecine et toutes les ressources de la chirurgie.

Songez bien qu'il ne faut jamais forcer la nature, et

avoir la prétention de donner aux dents une blancheur extraordinaire. Apprenez donc que les anciens connaissaient la funeste influence que les acides exercent sur l'organisation dentaire. Le poëte Isaïe dit en termes très clairs :

« Les dents de tout homme qui mangera du raisin non mûr seront agacées. »

Dans le chapitre x, verset 26 des *Proverbes*, il compare l'action de la fumée sur les yeux à celle du vinaigre sur les dents.

Mais le vinaigre n'est pas la seule substance nuisible à la bouche en général et aux dents en particulier. Tous les acides les agacent. Ainsi l'oseille, le citron, la crême de tartre, et particulièrement les acides minéraux, sous quelque forme qu'on les emploie, produisent les effets les plus désastreux.

Le professeur allemand Pleuck, dans sa *Doctrine sur les maladies des dents*, p. 36, dit que la plupart des poudres qu'on emploie pour nettoyer les dents, si elles ne sont pas acides, sont presque toujours astringentes, absorbantes, dessiccatives et agissent immédiatement sur les gencives qu'elles corrodent. Le praticien anglais Ridmore a émis la même opinion.

N'y a-t-il donc pas de dentifrices reconnus bons pour entretenir la propreté de la bouche et des dents?

Il en existe et je vais les indiquer....

De temps immémorial, les plus célèbres, les plus habiles praticiens se sont efforcés de varier les élixirs, les opiats et liqueurs propres à entretenir la propreté de la bouche ; ils ont même donné à ces compositions une couleur agréable, un goût savoureux et les odeurs les plus suaves. Il n'y a pas aujourd'hui un dentiste qui ne prétende avoir inventé une eau merveilleuse, un opiat sans

pareil, un élixir presque divin ; on ne doit pas s'attendre
à trouver ici l'énumération inutile d'innombrables mé-
langes de substances diverses. Je ne dissimulerai pas
d'ailleurs une répugnance contre les spécifiques, répugnance qui a pour base une longue étude des affections
de la bouche. Si j'ai là-dessus un conseil à donner à
ceux et à celles qui me liront avec attention et bienveillance, c'est de choisir le dentifrice indiqué par la personne chargée de soigner leur bouche : c'est le plus sûr
moyen d'adapter les spécifiques à chaque tempérament.

Parmi les instruments employés pour entretenir la
propreté de la bouche, j'ai oublié de mentionner les
cure-dents, dont les Grecs et les Romains faisaient un
usage si immodéré.

De nos jours, on se sert pour les fabriquer de la plume,
du bois, de l'écaille, de l'os, de l'ivoire, de l'acier, de
l'argent, de l'or.

Les cure-dents en plume sont incontestablement les
meilleurs et on les a généralement adoptés en France
depuis quelques années ; mais il ne faut pas s'en servir
à tout propos ; on agacerait les dents en les fatiguant
ainsi dans les moments d'oisiveté et on irriterait les gencives.

Employez le cure-dents lorsque les substances alimentaires logées dans les interstices résistent aux efforts
de la langue et de la succion ; mais dans toute autre circonstance l'usage de cet instrument ne peut être que
funeste.

Comme il ne suffit pas de faire la toilette des dents,
et qu'elles exigent chaque jour des soins hygiéniques
comme tous nos autres organes, nous allons résume
ici quelques préceptes généraux.

HYGIÈNE DES DENTS.

Qu'on sache bien que rien n'est plus nuisible aux dents que les lotions faites avec de l'eau froide. Ceci est un axiome médical basé d'ailleurs sur un de nos plus vieux proverbes français :

Lave-toi souvent les mains, plus rarement les pieds; jamais la tête.

L'humidité a été toujours signalée comme étant très-nuisible aux dents; évitez les lieux bas et humides, toutes les fois que vous le pourrez. On a remarqué de tout temps que les populations riveraines des grands cours d'eau, des étangs et marais perdent leurs dents avant le terme de l'adolescence.

Évitez surtout de passer subitement d'une température à l'autre; une transition trop brusque exerce sur les dents l'influence la plus fatale. Gardez-vous de prendre des boissons froides après des aliments chauds, pour peu que vous teniez à éviter de graves affections buccales.

A l'âge où les sexes se forment et se constituent, les jeunes gens, et principalement les jeunes filles atteintes de chlorose ou d'hystérie, se montrent très avides de substances acides; les parents doivent les surveiller avec le plus grand soin, et réprimer ce goût dépravé qui altérerait l'émail des dents et irriterait les gencives.

Dames du monde, reines du bon goût, de l'élégance et des belles manières, tenez-vous bien en garde contre les pommades mélangées de substances astringentes et de caustiques. On vous dira que ces pommades *merveil-*

leuses opèrent des miracles, qu'elles conservent et rehaussent la couleur des cheveux ; rejetez-les, votre chevelure aura peut-être moins de reflets, mais vous ne vous exposerez pas à perdre plusieurs de vos dents... vos dents, qui sont pour vous un trésor inappréciable.

Évitez comme le poison les dentifrices trop acidulés et la plupart des élixirs dont la composition ne vous sera pas bien connue.

Jeunes femmes et jeunes filles qui vous occupez des travaux d'aiguille, vous qui avez fait de votre maison le sanctuaire de la foi conjugale, comme Lucrèce, vous, jeunes travailleuses, qui passez souvent de longues nuits à produire les merveilles du luxe féminin, gardez-vous bien de couper les fils avec vos dents : cette imprudence vous coûterait trop cher ; je pourrais citer une des dames de Paris les plus renommées qui a perdu ainsi deux incisives ; elle m'en a fait l'aveu en pleurant, et elle a dû recourir, à l'âge de 22 ans, aux ressources de la prothèse.

Je conseille aux personnes du grand monde et à tous les gens riches de choisir leurs aliments avec la plus grande circonspection ; je leur citerai, à ce sujet, ce vers d'Horace :

Dens superbus non viles comedit carnes.

« Une fière dent ne mange pas des viandes communes. »

Les substances végétales sont généralement plus favorables que la viande à la conservation des dents. Les naturalistes, les voyageurs ont constaté que les peuples carnivores perdent leurs dents de très bonne heure.

On doit surtout s'abstenir de viandes salées, dont l'action est considérée par la médecine et par la chirurgie comme très funeste à l'organisation buccale. Les salaisons corrodent les gencives, détruisent l'émail et engendrent des affections scorbutiques.

On m'a plusieurs fois demandé si le sucre est réellement nuisible aux dents; j'ai toujours répondu que le sucre, tel qu'on l'achète chez l'épicier, ne peut occasionner le moindre accident. Il n'en est pas de même des sucreries qui se débitent chez les confiseurs, parce que, le plus souvent, on y introduit des substances nuisibles.

Les femmes, lorsqu'elles sont occupées des soins si multiples de leur toilette, tiennent habituellement entre leurs dents des épingles dont elles se servent pour ajuster dentelles et guipures : c'est une habitude très funeste. En effet, le contact si souvent réitéré des épingles use bientôt l'émail des dents.

Nos élégantes ne font plus comme leurs aïeules, un usage trop immodéré de l'éventail; cependant, elles n'ont pas renoncé à cette ventilation factice : je les préviens qu'elles s'exposent non-seulement à de violentes odontalgies, mais encore à toutes les affections qui en sont la suite, parce qu'elles arrêtent brusquement la transpiration du visage, qui reflue à l'intérieur et y occasionne des fluxions.

Pendant les fêtes dansantes de l'hiver, les dames, les demoiselles se montrent dans les salons coiffées de fleurs et en robes de gaze. La coquetterie dont elles ont hérité d'Ève, notre mère commune, leur fait oublier les rigueurs de la température. Peu leur importe ! elles veulent briller. Eh bien ! qu'elles sachent, si elles l'ignorent, que les brusques changements de température peuvent exercer, sur les dents principalement, l'influence la plus funeste, aux époques mensuelles.

Hippocrate, dans son dix-huitième Aphorisme, section 5, dit que le froid est très nuisible aux dents. L'expérience a démontré que ce qui nuit surtout à cette partie de la bouche, c'est la transition subite du froid au chaud et du chaud au froid. Cette transition brise l'émail, et si l'on expo-e à l'air la partie sensible de la dent, la carie survient bientôt. Du reste, cela se produit également sur la porcelaine fine.

Les naturalistes vous diront que les animaux qui vivent à l'état sauvage et ne mangent que des choses froides, conservent leurs dents, tandis que les animaux domestiques, principalement le chien, qui vit à peu près comme son maître, ont les dents bientôt détériorées.

Ces préceptes sont d'autant plus importants que la perte des dents occasionne les plus étranges modifications sur l'ensemble de la physionomie.

Vous tous qui me lirez, si par hasard vous perdiez vos incisives supérieures, qu'arriverait-il ? Voici le tableau peu flatté, mais très réel :

Votre lèvre inférieure formerait immédiatement saillie et l'ouverture labiale remonterait disgracieusement dans le milieu ; les cartilages du nez se rapprocheraient, de sorte que le nez et le menton tendraient à se rapprocher et rendraient votre physionomie tout à fait méconnaissable.

Si vous aviez le malheur de perdre toutes les dents de la mâchoire supérieure, celles de la mâchoire inférieure s'avanceraient de la manière la plus disgracieuse. Songez-y bien, la perte des dents, soit totale, soit partielle, influe extraordinairement sur la physionomie, et il vous faut, dans ce cas, recourir à la prothèse, sous peine d'être laides à perpétuité.

Ce n'est pas tout : si vous perdez même un petit

nombre de dents, la mastication s'opère d'une manière imparfaite ; je sais bien que la prothèse, avec ses perfectionnements, supplée jusqu'à un certain point à la nature ; mais rien ne peut égaler les dents naturelles, et, pour les conserver, il faut avoir toutes sortes de soins, de précautions.

De plus, les dents sont le clavier de la parole : l'orateur Cicéron, qui s'occupa avec succès de physiologie, compare avec raison les dents aux cordes d'une lyre dont les sons peuvent être plus ou moins harmonieux, d'après la perfection de l'instrument. Vous avez dû remarquer que les personnes qui ont perdu les incisives supérieures et inférieures changent de physionomie et ne prononcent qu'avec difficulté les consonnes gutturales.

Or, ces organes si précieux, sous le double rapport de l'utilité et de la beauté, sont sujets, comme toutes les autres parties de notre corps, à de nombreuses maladies. Ces affections plus ou moins graves dépendent les unes de la constitution physique de l'individu, les autres d'anomalies nerveuses, des altérations de la membrane muqueuse de la bouche, des accidents occasionnés par les préparations mercurielles.

CHAPITRE IV

—

La nosographie dentaire forme, d'après les plus célèbres praticiens, trois sections principales : 1° maladie
des tissus; 2° maladie des connexions; 3° maladie des
propriétés vitales.

Nous ne dirons que quelques mots de la fracture et de
l'entamure, accidents déplorables occasionnés le plus
souvent par les corps durs qui se rencontrent sous la
dent. Il serait superflu d'entrer dans des détails sur cette
lésion, puisqu'elle réclame les soins d'un praticien expérimenté.

Nous avons hâte de parler du *tartre*, une des affections dentaires les plus communes, ce qui, d'après l'ana-
lyse chimique, est un phosphate de chaux, mêlé d'une
portion de substance muqueuse et visqueuse. Il ne forme
d'abord qu'une couche limoneuse sur les dents; mais
cette couche se durcit et en reçoit une seconde, une
troisième, et le tout devient aussi dur que les dents elles-
mêmes.

N'existe-t-il pas un moyen de l'empêcher d'adhérer et de s'incruster aux dents?

Ce moyen existe, il est à la portée de tout le monde; il consiste tout simplement à entretenir la bouche dans une grande propreté et à brosser les dents chaque jour de la manière que nous avons déjà indiquée Mais si, par votre négligence, vous laissez se superposer plusieurs couches de matière terreuse, gardez-vous bien d'employer les acides pour la dissoudre; ayez plutôt recours aux conseils et à l'expérience des hommes qui se sont occupés de nosographie et de thérapeutique dentaires. Prévenez autant que possible la perte de l'émail, qui est, d'après le savant Hunter, la partie extérieure de la dent.

C'est la perte ou l'altération de l'émail qui engendrent la carie, véritable gangrène, semblable à celle qui se manifeste aux parties molles. C'est, sans contredit, la plus grave et la plus fréquente des affections dentaires.

La carie des dents est une maladie aussi commune aujourd'hui que jadis elle était rare : une personne possédant toutes ses dents saines est maintenant une exception, et si la carie était comme autrefois une cause de réforme, nos conseils de révision se trouveraient fort embarrassés pour compléter le contingent.

De même que la phthisie, le rachitisme et autres maladies, la carie est ordinairement héréditaire, et c'est ainsi qu'on explique sa fréquence actuelle.

La carie consiste dans une érosion de l'émail; c'est une altération en tout semblable à celle du fer par la rouille, et la cause que produit cette désorganisation est toujours la même : l'action d'un acide.

Or, les acides sont introduits dans la bouche sous

forme d'aliments, de boissons ou de médicaments. Il est démontré que les aliments, par suite de préparations qu'on leur fait subir, deviennent pour les dents un danger que la nature ne pouvait prévoir.

Nous ne parlerons pas ici des moyens à employer pour conserver les dents atteintes par la carie ; nous dirons seulement qu'un dentiste habile peut presque toujours guérir ces dents et même en assurer la conservation en les obturant convenablement

Ébranlement des dents. — L'ébranlement des dents peut se manifester dans l'âge mûr comme dans la vieillesse. Dans l'âge mûr, il est occasionné par des contusions, par l'accumulation du tartre, et, chez les vieillards, la pulpe s'ossifie et se désorganise ; il n'y a plus aucune vitalité dans la dent.

L'odontalgie, ou mal de dents, est une des affections les plus fréquentes, les plus douloureuses auxquelles nous soyons sujets. Les moyens curatifs sont du ressort spécial de la médecine. On comprendra que l'énumération des divers moyens employés pour guérir les maux de dents n'entre pas dans le cadre que nous nous sommes tracé. D'ailleurs, il n'est pas un individu qui ne vous dise que, dans telle ou telle circonstance, un spécifique par lui désigné a produit des effets miraculeux. Laissons donc à chacun le soin de se délivrer des ondontalgies peu graves et passagères, pourvu que les remèdes qu'on emploiera ne soient pas de nature à endommager les dents ou les gencives. La nature et *dame Propreté* feront le reste.

Maintenant, nous avons terminé notre étude et notre appréciation sur chaque partie de la bouche : nous en avons indiqué les signes révélateurs, et nous y avons joint quelques préceptes de thérapeutique usuelle et à la portée de tout le monde. Il nous reste à étudier ces mêmes signes révélateurs, concernant les diverses races d'hommes et les nationalités ; viendront ensuite les passions et les tempéraments.

CHAPITRE V

—

LA BOUCHE CONSIDÉRÉE COMME SIGNE RÉVÉLATEUR
DES NATIONALITÉS.

Chaque nation, comme chaque race d'hommes, a son type ou son caractère particulier, et ce type réside principalement dans la bouche, la partie la plus importante et la plus expressive de la physionomie.

Winckelmann dit avec raison, dans son *Histoire de l'Art :*

« En considérant la configuration de l'homme, notre œil nous persuade que, dans la figure, on peut toujours reconnaître le caractère national, comme on peut toujours y voir les manifestations de l'âme.

» En effet, de même que la nature a séparé les grandes contrées et provinces par des montagnes et des rivières, de même elle a su, dans sa variété, distinguer les habitants de ces pays par des traits particuliers.

» La forme du visage diffère autant que les langues et même que les dialectes.

» La diversité du langage provient principalement de la diversité des instruments de la parole.

» Ainsi, les nerfs de la langue sont nécessairement

plus roides et moins agiles dans les pays froids que dans les climats chauds.

» C'est pour cette raison que toutes les langues méridionales ont beaucoup plus de monosyllabes et de voyelles, qui en rendent la prononciation infiniment plus facile que celle des langues du nord (1). »

Winckelmann était non-seulement un antiquaire des plus distingués, mais encore un observateur ou plutôt un physionomiste dont les doctrines ne sauraient être révoquées en doute. Ce qu'il a dit de la physionomie en général, peut s'appliquer spécialement à la bouche, puisqu'elle est l'organe de la parole.

Nous n'avons pas à faire ici une appréciation des diverses langues, dialectes et idiomes en usage chez les nombreuses nations et races du globe. Nous nous bornerons à constater que les philologues, les linguistes les plus renommés s'accordent à dire que chaque nation a adopté un langage propre au climat qu'elle habite.

Il est hors de doute que la prononciation plus ou moins douce, plus ou moins rude doit nécessairement influer beaucoup sur la conformation buccale, puisque les lèvres et les dents jouent le principal rôle dans l'émission des sons articulés.

Je crois pouvoir affirmer que, pour peu qu'on ait étudié la bouche humaine avec une curieuse intelligence, on peut reconnaître à quelle nation telle ou telle personne appartient, à la simple contraction de ses lèvres.

« Par suite d'une disposition naturelle, dit Kant, dans sa *Philosophie pour le monde*, les parties saillantes du visage qui sont le moins susceptibles d'être couvertes, et qui souffrent incessamment du froid, s'aplatissent suc-

(1) *Histoire de l'Art.*

cessivement par suite d'une sollicitude de la nature, afin de mieux se conserver.

» Ainsi naissent insensiblement le menton imberbe, le nez écrasé, les lèvres minces, le visage aplati des Kalmouks. La croissance des parties spongieuses augmente dans un climat chaud : de là le gros nez et les lèvres épaisses des nègres.

» Ces modifications sont le résultat de l'influence du climat. Jamais on ne confondra la bouche d'un individu qui habite sous des zones glacées avec celle d'un habitant des régions tropicales. »

Parlons d'abord des bouches européennes.

La Bouche française. — Une mobilité extrême, la finesse, l'élégance, la grâce, caractérisent la bouche d'une dame française ; elles ont généralement les dents petites, courtes et serrées ; l'ouverture buccale est moyenne, ni trop grande, ni trop petite. Une beauté française peut exprimer toutes les passions avec le jeu de ses lèvres : son sourire est tantôt mélancolique, tantôt provocateur ; si elle fait la moue, sa bouche a des contractions parfois charmantes ; si elle rit, elle vous montre des dents incomparables qui semblent prêtes à mordre ; si elle est triste, une douce mélancolie arrondit sa lèvre supérieure et lui donne un contour indéfinissable ; mais la Française n'a pas de longs accès de tristesse ou de mélancolie.

Chez les femmes, comme chez les hommes de ce pays où l'on trouve, en quelque sorte, toutes les températures, la bouche diffère, comme les climats. Ainsi, la Parisienne pur sang diffère beaucoup de la Bordelaise ; vous reconnaîtrez une dame de Marseille à la seule inspection de sa bouche, et vous la distinguerez parfaitement d'une Alsacienne, d'une Bretonne, d'une Flamande, même d'une Bourguignonne. La bouche, étudiée comme signe révélateur des diverses races qui peuplent les 86 départements, serait une curieuse étude pour un physiologiste.

Nous trouvons chez l'homme le type buccal de la femme, mais un peu plus accentué. Il a les incisives courtes, minces et serrées ; les molaires sont très grosses comparativement, ce qui démontre, jusqu'à un certain point, que le Français est moins carnivore que les Anglais, ses voisins, même que les Allemands. Les canines sont généralement très peu prononcées, excepté chez les individus naturellement belliqueux et querelleurs. Les lèvres du Français, presque toujours bien proportionnées, indiquent un caractère foncièrement expansif, la gaieté, la fierté, le dédain qui semble errer continuellement sur la lèvre inférieure légèrement proéminente. Somme toute, le type buccal du Français, c'est la mobilité, et chez les femmes une grâce enchanteresse. Il est bien entendu que nous ne parlons ici que des bouches régulières, bien conservées, car en France, comme ailleurs, il y a d'innombrables difformités buccales, mais entre la règle et l'exception notre choix ne pouvait être douteux.

Du reste, la conformation de la bouche française s'adapte parfaitement à la langue qu'elle doit parler, langue aujourd'hui européenne, parce qu'elle réunit la clarté à l'élégance, l'énergie à la grâce ; une chose le prouve, c'est que les étrangers parviennent très difficilement, très rarement à acquérir chez nous, une prononciation satisfaisante. On peut donc dire physiognomoniquement et linguistiquement : TELLE BOUCHE, TELLE LANGUE.

Passons maintenant le détroit, et allons admirer les merveilles buccales dans les salons de Londres.

La Bouche anglaise. — Le type anglais, pur sang, le Saxon de vieille race, non mélangé de normand, a la bouche d'une grandeur souvent démesurée, des lèvres grosses et épaisses présentent presque un bourrelet, mais instinctivement serrées les unes contre les autres ; les incisives et les canines sont très prononcées, et il est facile de voir que c'est un peuple essentiellement carnivore.

Les Anglais et les Anglaises de l'aristocratie ont généralement une dentition très régulière ; mais l'usage immodéré du thé et des liqueurs fortes chez les hommes corrode les gencives, de sorte que les arcades dentaires se trouvent bientôt décharnées.

En parlant, les Anglais impriment à tous les muscles de la face un déplacement qui détruit l'harmonie de la bouche, parce que, pour bien prononcer, ils doivent parler presque toujours en tenant les dents serrées les unes contre les autres. Aussi pour bien observer la bouche d'un Anglais et d'une Anglaise, faut-il choisir le moment d'une conversation très animée ; le type se révèle alors dans toute sa beauté et avec ses imperfections.

Qui de nous n'a souvent admiré dans un keepsake ou un recueil de modes, les têtes mélancoliques de ces ladies blondes comme des épis de blé, gracieuses, mais froides ; au teint rosé, mais sans animation ?... Ah ! quelle différence entre la Vénus anglaise et la Vénus française !!... La première est peut-être plus belle de forme, mais la seconde a des charmes incomparables.

Du reste, la conformation buccale est à peu près la même chez les ladies que chez les lords ; elles ont aussi les lèvres épaisses, mais arrondies très gracieusement ; les incisives et les canines sont très développées, ce qui donne à l'ensemble de la physionomie quelque chose de dur. Fort heureusement, chez les Anglaises, cette dureté est tempérée par une douce mélancolie.

Le plus sûr moyen de reconnaître un Anglais et une Anglaise, même à une assez grande distance, c'est d'observer le mouvement des lèvres au moment de l'émission de la parole ; il n'y a pas à s'y tromper : le type buccal se révèle dans tout son caractère britannique.

La Bouche allemande. — Les figures allemandes, dit Lavater, sont principalement reconnaissables à une infinité de traits, plis et sillons ; il y a une morosité perpétuelle ; néanmoins, le sourire est bon, franc et loyal.

Vous reconnaîtrez une bouche germanique à des lèvres grosses, fortement développées ; les tissus des joues et des lèvres sont moux et chargés de graisse, ce qui imprime à la face une forme arrondie. Les dents sont généralement mauvaises ; tout me porte à croire que cette infirmité buccale a deux causes : la première, la lymphe surabondante du tempérament ; la seconde, l'influence d'un climat humide et l'usage immodéré des salaisons ; les mangeurs de choucroûte ont les gencives détériorées et perdent leurs dents de bonne heure.

La Bouche teutonique. — Les ethnologistes divisent la race germanique en branche *teutonique* proprement dite, et en branche *slave*. A la race teutonique proprement dite appartiennent les habitants du nord de l'Allemagne ; on retrouve dans ces pays le type des anciens Teutons, tel qu'il a été décrit par Tacite et les autres historiens romains. Ces peuples ont les dents d'un blanc mat ; vous les reconnaîtrez aussi à leurs joues extrêmement bouffies, qui indiquent que la lymphe domine dans leur tempérament. Les Prussiens, les Danois, les Norwégiens, les Suédois, qui font partie de cette race, ont généralement les lèvres fortement développées : il y a dans leur sourire autant de sauvagerie que de franchise et de loyauté. Chez les femmes, les types sont moins accentués et beaucoup plus gracieux ; à Berlin, à Copenhague, à Stockholm, il y a, aussi bien qu'à Paris, des bouches qui ont des charmes indéfinissables ; seulement, on y trouve moins de grâce, de mobilité, de coquetterie et d'amabilité. C'est que la Française, la Parisienne surtout, occupe et occupera longtemps encore le trône de la beauté féminine, dans toute l'acception du mot.

La Bouche slave. — Généralement la race slave est caractérisée par des dents très fortes, des joues bouffies et d'un pâle tirant sur le jaune, signe d'un tempérament bilieux ; les pommettes sont très saillantes ; il y a plus de dissimulation que de mélancolie dans le sourire.

La Bouche russe. — Les habitants de l'immense empire de Russie appartiennent, en grande majorité, à la race slave, mais ils ont un type particulier. Vous les reconnaîtrez facilement à la proéminence de leur bouche, où il y a beaucoup d'animalité. Les Russes, lisons-nous dans Buffon, ont les joues extrêmement élevées, la bouche très grande, les lèvres très grosses et très relevées. Chez les boyards, grands seigneurs et princes, on trouve les types grec et allemand dans toute leur pureté On peut admirer chaque hiver, à Paris, les bouches fines, déliées, souriantes de plusieurs jeunes Moscovites, dont les nobles visages figureraient très bien sur des médailles. Mais c'est une exception ; la masse de la nation se trouve en réalité très mal partagée sous le rapport de l'organisation buccale.

Les Russes tiennent beaucoup des Tartares, leurs ancêtres, et dont le type s'est conservé dans plusieurs provinces de ce vaste empire. Le Tartare pur sang se reconnaît à son menton très long et démesurément avancé, à ses dents longues et presque toujours séparées les unes des autres ; la mâchoire inférieure est enfoncée, ce qui a fait dire à un physiognomoniste que les Tartares ont tous le *menton de galoche*. Ce type peut aussi s'appliquer aux Tartares-Mantchoux, les conquérants de la Chine.

Nous le trouvons parfaitement reproduit dans les portraits du prince Kong, qui a négocié et signé le dernier traité franco-anglais avec la Chine, et dans les nombreuses exhibitions de la peinture chinoise que nos soldats ont apportées de leur conquête.

Mais nous avons hâte de revenir en Europe, où nous retrouverons le type buccal dans sa perfection relative.

La Bouche suisse. — Les caractères de la bouche varient en Suisse de canton à canton : ainsi Lavater, qui avait pu mieux que tout autre étudier la physionomie de ses compatriotes, dit :

« Les habitants du canton de Bâle ont les lèvres très déliées et presque toujours entr'ouvertes.

» Les fiers républicains du canton de Schaffhouse ont la bouche charnue et très large, les joues grosses, presque bouffies.

» On reconnaîtra les habitants du canton de Berne à leurs dents supérieures, qui sont presque toujours en évidence (il s'agit des incisives), et de plus bien alignées, d'une blancheur irréprochable.

La Bouche hollandaise et belge. — Les Hollandais et les Belges leurs voisins, qui n'ont longtemps fait qu'une seule et même nation, ont généralement la bouche très large ; cela tient probablement à la prononciation du hollandais et du flamand, qui exige un continuel déplacement des lèvres.

A ce sujet, qu'on me permette une anecdote ; elle est très courte et peu connue je crois.

Quelque temps après l'avénement du roi Guillaume d'Orange, deux capitaines au long cours débarquèrent presque à la même heure à Amsterdam, venant l'un de Batavia, l'autre de la Dominique. Le premier était Hollandais, le second Anglais. Ils se reconnurent et se gratifièrent d'une rude poignée de mains, comme font les gens de mer.

— Vous connaissez la ville ? demanda l'Anglais.

— Aussi bien que les oscillations de la boussole, répondit le Hollandais.

— Dans ce cas, vous plairait-il de m'indiquer une hôtellerie où je trouve bon dîner et bon lit.

— Suivez-moi, mon maître. Nous voici à quelques pas de l'hôtellerie du *Roi Guillaume ;* permettez-moi de vous inviter à dîner.

— Je refuse, à moins que vous n'acceptiez les conditions que je vous proposerai.

— J'accepte tout ce que vous voudrez.

Quelques instants après, les deux capitaines étaient assis face à face, près d'une table sur laquelle fumait un large quartier de bœuf rôti. L'Anglais coupa deux tranches et dit au Hollandais :

— Mon maître, voici ce que je vous propose.

— J'écoute, fit le Hollandais, fort intrigué de ce début.

— Coupez un morceau de viande.

— C'est fait.

— Mettez ce morceau de viande entre vos dents ; je vais en faire autant de mon côté. Celui qui laissera tomber son morceau payera le dîner.

Le Hollandais prit son morceau, l'Anglais s'exécuta aussi de la meilleure grâce.

Au même instant, l'Anglais dit au Hollandais, sans desserrer les dents :

— *Are you ready, sir?* Êtes-vous prêt, monsieur ?...

Et comme pour prononcer ces mots il faut précisément avoir les dents serrées, il retint son morceau de viande comme dans un étau.

Le Hollandais répondit :

— *Ia...* Oui...

Mais, pour prononcer ce mot, il ouvrit sa large bouche et laissa tomber son morceau.

— Maître, s'écria l'Anglais triomphant, vous payerez le dîner.

Si cette histoire n'était pas postérieure à la fable du *Corbeau et du Renard*, nous croirions que La Fontaine l'avait empruntée à quelque chroniqueur du xvi° siècle. Qui est le plagiaire? nous l'ignorons, et peu nous importe.

La Bouche italienne. — Winckelmann, et après lui ses disciples et annotateurs, ont cherché dans la contexture et la configuration des instruments de la parole la différence des dialectes de la langue italienne.

« Les Lombards, dit l'auteur de l'*Histoire de l'Art*, nés dans la partie septentrionale de l'Italie, ont la prononciation rude et brève.

» Les Toscans et les Romains parlent d'un ton beaucoup plus cadencé.

» Les Napolitains, qui jouissent d'un ciel plus doux encore, font résonner plus fortement les voyelles et parlent à pleine bouche. »

Les personnes qui ont voyagé en Italie ont pu se convaincre combien est vraie et juste l'observation de Winckelmann ; elles ont pu aussi acquérir la certitude que Florence est pour l'Italie ce qu'Athènes fut pour la Grèce.

Chez presque tous les Italiens, la bouche est moyenne, plutôt grande que petite, garnie de dents d'une régularité parfaite, d'une blancheur qui n'exige même pas de très grands soins de propreté. Le contour délicat de l'ouverture buccale rappelle les plus beaux types de l'ancienne Grèce. Voyez au musée du Louvre la *Joconde* de Léonard de Vinci, la *Femme* du Titien, la *Fornarina* de Raphaël, et dites-moi si ces grands peintres, beaucoup plus heureux qu'Apelles, qui dut réunir toutes les beautés de l'Attique pour faire sa Vénus, n'ont pas eu sous leurs yeux des bouches d'une beauté admirable.

Les dames de Florence et de Pise se font remarquer par la gracieuse mobilité de leurs lèvres, les Napolitaines par leur sourire, les Vénitiennes par leur grâce, les Romaines par l'éclat de leurs dents. Chez les Italiens, le sourire est rarement franc ; faut-il attribuer à la domination autrichienne et cléricale cette dissimulation constante dont on est frappé toutes les fois qu'on étudie leur physionomie au point de vue buccognomonique ?

La Bouche espagnole. — La physionomie de l'Espagnol est ordinairement grave, sérieuse ; un hidalgo rit très rarement ; on dirait que les Arabes y ont laissé leur flegme et leur apparente impassibilité.

Parlons d'abord des dames espagnoles : la galanterie française nous impose ce doux devoir ; d'ailleurs, dans les pays du soleil, les types caractéristiques sont plus beaux chez la femme que chez l'homme.

Vous reconnaîtrez, à première vue, une Espagnole pur sang, une noble fille de la grandesse à sa petite bouche, que les poëtes comparent à un bouton de rose, à ses lèvres colorées comme la fleur du grenadier... C'est encore un poëte qui parle : les poëtes connaissent tout, ou plutôt devinent... Ces mêmes lèvres sont ordinairement un peu fortes, et on y trouve des indices de la pétulance, de la nonchalance et de la fougue des femmes du Midi. Les dents sont petites, presque mignonnes, et d'une blancheur d'autant plus éclatante que le teint des Espagnoles est d'une blancheur mate, tirant un peu sur le jaune. C'est aux Espagnoles qu'on peut appliquer ces vers de Victor Hugo :

> Ne crains rien, fille au teint vermeil ;
> Tu n'es ni jaune, ni cuivrée ;
> Mais on dirait qu'on t'a dorée
> Avec un rayon de soleil.

Les Espagnols ont aussi les dents très blanches et régulières, à moins qu'ils n'aient fait un abus immodéré de la cigarette ; leurs joues sont généralement maigres ; leurs lèvres, un peu grosses, dénotent un penchant à la sensualité et à l'oisiveté. Mais leur sourire, presque toujours dédaigneux, dénote un caractère très ferme, une personnalité très accentuée, un courage qui peut braver tous les périls et toutes les fatigues.

LA BOUCHE PORTUGAISE. — Les Portugais appartiennent à la race ibérique ; ils ont donc à peu de chose près la même conformation buccale ; il existe toutefois quelques légères différences : la physionomie des Portugaises est empreinte d'une douce mélancolie qu'on ne trouve pas chez les Andalouses; leurs lèvres sont plus épaisses, leur bouche un peu plus grande et moins gracieuse, mais il y a moins de dédain et surtout beaucoup moins de passion.

La Bouche arabe. -- Les ethnologistes s'accordent tous à dire que les Arabes font partie de la souche orientale de la race blanche. On les reconnaît à leur menton très développé et pointu, à leur nez aquilin, à leurs lèvres minces, à leurs dents très régulièrement disposées, et qui se conservent jusqu'à l'extrême vieillesse. Nous devons toutefois excepter Abd-el-Kader, que nous avons eu occasion de voir au château d'Amboise, et qui avait les dents cariées, bien qu'il fût encore dans la pleine force de l'âge. Sans cette défectuosité qui tenait, je crois, à des causes internes, la bouche de l'émir eût été d'une beauté admirable. Les femmes arabes ont de belles dents, d'une blancheur éblouissante.

La Bouche grecque. — Les Hellènes modernes n'ont hérité ni de la puissance, ni de la beauté des Grecs leurs ancêtres. Dans quelques contrées seulement, le type de la race semble s'être conservé.

Les Hellènes ont la bouche moyenne et la lèvre supérieure un peu proéminente; leurs dents sont très blanches; mais la plupart des femmes, d'un tempérament bilieux, sont exposées aux ravages de la carie. Le type buccal des Hellènes se reconnaît principalement à l'ambiguïté du sourire; plusieurs ont les incisives très longues et presque crochues, ce qui indique un penchant au vol; or, tout le monde sait que les Grecs n'ont jamais joui d'une grande réputation de probité. . . . . . .

. . . .

Faisons maintenant une petite excursion buccogno-monique en Asie, où nous trouverons les peuples de race jaune.

On reconnaît les Chinois et les nations de la mer des Indes à leur menton étroit, anguleux, à la largeur démesurée de leurs pommettes, à leurs dents incisives, toujours verticales, cariées ou jaunies par l'abus du thé, de l'opium et du béthel, espèce de mastic astringent qu'ils mâchent à toute heure de la journée.

Les Mongols ont aussi les dents verticales et très écartées ; la mâchoire supérieure présente des dimensions tellement exagérées qu'elle rend l'ensemble de la physionomie presque repoussant.

Les Hindous, qui habitent en deçà et au delà du Gange, ont les dents verticales comme les Chinois, les Japonais et les Siamois ; la bouche n'est ni trop grande ni trop petite, mais beaucoup mieux proportionnée que chez les autres peuples de l'Asie. Ils ont le menton rond avec une fossette, qui donne une grande douceur à leur physionomie.

LA BOUCHE DES NÈGRES. — Nous voici arrivé aux plus bas échelons de la beauté humaine, à la race nègre, qui occupe presque toute l'Afrique et une partie de l'Asie. Outre la couleur, on reconnaît très facilement un individu de cette race, la seule qui n'ait point eu sa civilisation, à la saillie extraordinaire des pommettes, à la dépression du menton, à la grosseur des mâchoires ; les dents sont fortes, bien rangées, et paraissent d'autant plus blanches que la peau est plus noire.

D'après Winckelmann, la bouche relevée et gonflée que les Nègres ont de commun avec les singes de leur pays, est une croissance surabondante et une tumeur occasionnée par la chaleur humide du climat ; j'ai déjà fait remarquer que les lèvres des Européens se tuméfient par la chaleur ou par l'usage trop fréquent et trop prolongé de liquides ou viandes trop salés. Mungo-Park, Caillé et plusieurs autres voyageurs, affirment que les Nègres de l'Afrique occidentale, qui habitent près de la mer ou des rivières, ont les lèvres beaucoup plus grosses que les populations de l'intérieur du pays.

Dans l'ordre ethnologique, les Hottentots forment la dernière catégorie de la race nègre ; leur type est un contraste hideux avec celui de la race caucasique.

Le docteur Broc dit, dans son *Essai sur les Races humaines :*

« Considérée de profil, la figure du Hottentot est hideuse d'animalité ; les lèvres livides s'y avancent en un véritable grouin, contre lequel s'aplatissent, se confondent, pour ainsi dire, de vrais naseaux ou narines, qui s'ouvrent presque longitudinalement et de la façon la plus étrange. »

Il nous est démontré, d'après des dessins très exacts qui nous sont communiqués par un savant ethnologiste, que, chez les Hottentots, le menton et les incisives sont beaucoup plus obliques que chez les Ethiopiens, les hommes à la peau d'ébène, comme a dit un poëte.

D'après M. Bory de Saint-Vincent, chez les Australasiens de la Nouvelle-Zélande, la boîte osseuse de la tête paraît assez ronde et point déprimée sur le vertex ; mais les mâchoires, très prolongées antérieurement, réduisent l'angle facial à 75 degrés au plus ; les dents sont sensiblement proclives à la mâchoire inférieure ; les lèvres, surtout celles du haut, hideusement épaisses et proéminentes, forment une sorte de museau et donnent au visage la plus déplorable ressemblance avec les singes.

Afin de ne rien omettre dans notre voyage buccogno-monique chez tous les peuples du globe, nous devons parler de quelques races d'hommes qui ont un type buccal très prononcé.

La Bouche malaise. — La variété malaise se trouve disséminée dans les montagnes et les États maritimes de Sumatra. Les Malais ont la bouche très large, les dents verticales, jaunâtres et détériorées par l'usage immodéré du béthel.

La Bouche chez la race rouge. — Cette race, qui fut si longtemps prépondérante dans l'archipel des Antilles et dans l'Amérique septentrionale, où elle lutte aujourd'hui contre les empiétements de la civilisation, a presque le type de la race caucasique; les lèvres sont semblables à celles des Européens, les dents sont verticales, la bouche moyennement fendue, le nez aquilin et très long. Les *Peaux-Rouges*, qui renoncent à la pratique hideuse du tatouage, ont généralement une physionomie très belle, fière, presque dédaigneuse.

La Bouche géorgienne. — La Circassie et la Géorgie sont habitées par la tige caucasique, remarquable, de temps immémorial, pour la beauté presque splendide de ses formes; qui de nous n'a pas entendu parler des Géorgiennes, des Circassiennes qui ont peuplé, pendant trois cents ans, les sérails de Constantinople? Les jeunes femmes de la Circassie et de la Mingrélie ont la bouche très petite, les lèvres très colorées, les dents verticales. Autrefois, les marchands d'esclaves de Stamboul, de Bassorah les reconnaissaient principalement au type buccal. La même conformation se trouve beaucoup plus accentuée chez les jeunes hommes.

La Bouche juive. — Terminons cette galerie de tableaux buccognomoniques par la bouche juive. Les Israélites, disséminés dans toutes les parties du globe, traqués comme des bêtes fauves par l'intolérance barbare du moyen âge, proscrits ·partout, frappés longtemps d'une sorte de réprobation générale, et trop longtemps courbés sous le poids d'insultes de préjugés, ont conservé dans toute sa pureté leur type national. Fils de l'Orient, on les reconnaît partout à leur physionomie très caractérisée, chez les femmes aussi bien que chez les hommes.

Ainsi, vous distinguerez une femme juive à la grosseur de ses lèvres, du reste régulièrement superposées ; à ses dents ordinairement très blanches et bien conservées, à son menton pointu, peut-être un peu trop proéminent, mais jamais disgracieux, du moins chez les femmes, car chez les hommes les types ont moins de noblesse et d'harmonie ; on dirait que les dames d'Israël ont hérité de la beauté nationale à l'exclusion du sexe barbu.   .   .

.   .   .   .

Ainsi que nous l'avons dit en commençant cette étude sur les modifications et caractères de la bouche chez les principales races, nations et peuplades, ces phénomènes sont le résultat du climat, des habitudes et de l'alimentation, de même que la hauteur et l'exiguïté de la taille et les nuances si nombreuses de la peau.

Toute personne qui aura lu ces appréciations, pourtant si concises, saura parfaitement distinguer la bouche d'un individu originaire des pays chauds, d'avec celle d'un autre individu qui est né et a vécu dans des régions septentrionales.

Lavater, et après lui d'autres physiognomonistes ont dit avec raison :

« Toute province, toute ville, tout village a sa physionomie et son caractère particulier, caractère évidemment approprié à cette physionomie. Dessinez une douzaine de figures de plusieurs villages quelconques, et comparez-les entre elles ; procédez ensuite de même à l'égard des villes, et vous reconnaîtrez très facilement le caractère commun de chacune de ces deux espèces de figure. »

Appliquant ce témoignage des grands physiognomonistes à la bouche, qui est, sans contredit, la partie la plus expressive de toute physionomie, je dis que l'organisation buccale varie de province à province, souvent de village à village.

Pour bien connaître les différences spécifiques des physionomies nationales, dit un des commentateurs de Lavater, il n'est pas absolument nécessaire de voir les nations en corps, de les suivre chez elles ; il vaut mieux les étudier d'abord par individus... Le Français n'est pas facile à dépeindre ; ses traits sont moins hardis que ceux de l'Anglais, plus décidés et plus unis que ceux de l'Allemand ; ses dents et sa manière de rire le caractérisent peut-être mieux que le reste de sa physionomie.

On reconnaît l'Italien à la coupe de son nez, à la petitesse de ses yeux et à son menton saillant ;

L'Anglais, au front et aux sourcils, à l'ovale ou arrondissement du visage ;

Les Hollandais, à la rondeur de la tête et à la mollesse des cheveux ;

L'Allemand, aux sillons qui entrecoupent ses joues ;

Le Russe, à son nez retroussé et à ses cheveux.

Il y a autant de physiognomonies que de sens, et plusieurs physiologistes affirment qu'il existe des *odeurs nationales.* Nous n'avons pas à discuter ici cette étrange théorie, à l'appui de laquelle on cite des faits incontestables ; nous dirons seulement que la physiologie des bouches nationales est une étude digne d'occuper le naturaliste et le philosophe, l'esprit le plus actif, comme celui qui est purement spéculatif ; à notre avis, elle est une des premières, une des principales bases de la physiognomonie ; nier les bouches nationales et les caractères, les tempéraments nationaux, c'est nier l'évidence.

CHAPITRE V

—

Nous avons déjà parlé des doctrines émises par Aristote chez les anciens, par Jean-Baptiste Porta, Lavater, Winckelmann, Spurzheim, Hammer, chez les modernes; sur les signes d'*animalité* qu'on a crû découvrir dans la conformation humaine; certes, ces doctrines sont très controversables, et certaines théories, bien qu'infiniment brillantes, ne doivent être admises qu'après un sévère contrôle.

Nous avons eu occasion de dire ce que nous pensons du système de Porta et de ses continuateurs, et de signaler les points vrais comme ceux qui sont faux.

Les plus savants naturalistes, les physiologistes, les anatomistes, trouvent de très nombreux rapports entre l'organisation générale de l'homme et celle de l'animal. Retrouvons-nous quelques-uns de ces rapports dans la forme et la disposition de la bouche? Oui, et nous allons le démontrer.

Procédons par ordre, car il y a d'innombrables degrés dans la bestialité, comme dans les facultés intellectuelles.

Quel est l'animal qui se rapproche le plus de l'homme ? Le singe : cela n'est pas contesté.

Y a-t-il des similitudes réelles entre la bouche de l'homme et la gueule du singe ? On va en juger : voici, d'après les naturalistes, la silhouette du sapajou, le moins disgracieux des animaux de son espèce ; il va sans dire que je m'occupe seulement des organes buccaux.

Tous les singes ont la lèvre supérieure d'une longueur extraordinaire, et séparée des narines par une distance disproportionnée : les deux lèvres, très minces, sont collées les unes contre les autres, les dents aiguës et très claires ; les dents de l'œil sont très apparentes, et la bouche est coupée en forme de croissant : il m'est démontré que chez aucune espèce de singes les lèvres ne se rapprochent tant soit peu des lèvres humaines.

Indiquons, d'après Buffon et Cuvier, ce qui dans le singe est au-dessous de l'homme :

1° La brièveté du front qui n'est, en réalité, qu'une façade horizontale ;

2° Le rapprochement des yeux ;

3° Le passage du nez et de la bouche ; en effet, chez tous les singes, sans exception, le nez est presque aussi long que le menton ; chez l'homme au contraire, le nez a à peine la moitié de cette longueur ;

4° La configuration arquée des lèvres ; l'appareil labial ne ressemble en rien aux lèvres humaines ;

5° La mâchoire du singe est beaucoup moins large que celle de l'homme.

Voici d'ailleurs l'opinion de Lavater, qui a réuni les témoignages des naturalistes et des physiologistes :

« Celui qui veut apprendre et surtout bien apprendre la profonde sagesse qui préside à la formation des configurations animales, n'a qu'à comparer les profils de tous les animaux et à remarquer :

» Le rapport de la bouche ou de la gueule avec la tête ;

» Le rapport de la bouche avec l'œil de l'animal ;

» La proportion de la bouche ou de la gueule, suivant la longueur de la ligne centrale ;

» La proportion de la bouche ou de la gueule, suivant sa forme, sa courbure ;

» L'angle qu'en général cette ligne forme avec l'œil.

» Chez l'homme, par exemple, l'œil, vu de profil, est placé au-dessus de la bouche à une hauteur sextuple de la largeur de la ligne de profil de cette bouche.

» Chez les hommes les plus sages, ajoute le même physiognomoniste, s'appuyant cette fois des doctrines d'Aristote et de Porta, chez les hommes les meilleurs, l'angle de la bouche et de l'œil se rapproche beaucoup de l'angle droit. Là où il est tellement obtus qu'il ressemble presque à une ligne droite, il y a évidemment le plus haut degré de brutalité. La même chose a lieu partout où la proportion entre la longueur de la ligne de profil de la bouche, et la longueur de la ligne qu'on se figurerait depuis l'extrémité de la bouche jusqu'à l'œil, diffère le plus de la proportion établie chez l'homme.

» Plus y a de menton, plus y a de l'homme ;

» Or, aucun animal, regardé par devant, n'a de menton. »

L'angle extérieur des yeux et le coin de la bouche,

dit Camper, est l'angle par excellence des linéaments du visage. C'est cet angle caractéristique et fondamental que j'ai pris pour base de mon échelle de proportion qui part du singe, le type de la laideur grotesque, et va jusqu'à l'Apollon du Belvédère, le type de la beauté idéale chez les anciens.

Examinons maintenant et apprécions les ressemblances qui peuvent exister entre la bouche humaine et la gueule des animaux.

Ne vous est-il pas arrivé de rencontrer des personnes, soit parmi vos relations, soit dans le monde, des personnes dont la bouche vous paraissait conformée d'une manière si grotesque, si hideuse, que vous vous êtes dit presque instinctivement :

« Dieu ! quelle figure de singe ! »

Eh bien ! vous portiez un jugement buccognomonique ; vous avez même pu vous convaincre que les personnes affligées de cette difformité buccale font continuellement des grimaces, que leur visage est tout contorsions, qu'elles manquent totalement de sensibilité, et sont même méchantes.

Méchant et malin comme un singe... est un proverbe vrai dans tous les temps et dans tous les lieux.

Après le singe vient le chien, le compagnon fidèle, souvent l'ami de l'homme.

Si vous remarquez une personne dont la lèvre supérieure, continuellement en mouvement, laisse voir des dents claires, mais fortes et très blanches, les œillères longues et proéminentes, un nez allongé et presque toujours levé comme pour flairer, ce qui diminue pour l'œil la distance qui se trouve entre le nez et la bouche, et fait presque disparaître le menton, vous pouvez être sûr que la bouche de cette personne ressemble beaucoup à la gueule du chien. Ce type indique de la douceur, de la fidélité, de la soumission, de la perspicacité. J'ai remarqué que les bibliomanes-*fureteurs*, les demi-savants connus sous la dénomination de *rats de bibliothèques*, ont beaucoup de la gueule du chien et de ses narines. Je pourrais citer MM. Édouard Fournier et Paul Foucher, correspondants de l'*Indépendance belge*.

Place maintenant au chat, à ce diplomate-à robe fourrée, comme dit l'immortel La Fontaine.

Le chat, dit Cuvier, a les mâchoires courtes et larges, les lèvres épaisses, les dents claires et très aiguës, les œillères très proéminentes comme les crocs du chien et les défenses du sanglier. Si vous remarquez une personne avec cette conformation buccale bien caractérisée, méfiez-vous, car sa douceur n'est qu'apparente; il y a chez elle un fonds de perfidie, d'adresse et de gourmandise.

Ceci s'applique à la fouine et autres individus de l'espèce féline, avec la seule différence qu'établit la domesticité ou l'état sauvage. Plusieurs physiognomonistes prétendent que la femme ressemble beaucoup à la fouine, probablement parce qu'elle a la figure plus allongée que celle de l'homme.

—

Les personnes chez lesquelles vous avez reconnu des appétits grossiers, de la patience, même de la résignation, ressemblent au bœuf; elles ont, comme cet animal, les molaires beaucoup plus grosses que les incisives qui sont minces, déliées, et disparaissent derrière de très grosses lèvres toujours baissées. Ces personnes sont susceptibles de supporter les plus longues fatigues, les plus rudes travaux; elles sont douces, constantes en amitié.

Avez-vous vu un tel... vous a-t-on demandé souvent, il est entêté et borné comme un âne.

Si l'individu ainsi qualifié s'est présenté devant vous, il vous a été facile de remarquer qu'il avait les incisives rentrantes, et presque enchâssées les unes dans les autres, l'arrière-mâchoire d'une longueur démesurée, les lèvres épaisses et grossièrement dessinées. D'après la zoologie comparée, telle est l'organisation buccale de l'âne, type de la bêtise et de l'obstination, mais d'une patience indomptable.

———

Les personnes qui ont les lèvres grosses et épaisses, les mâchoires étroites et allongées, les dents claires et petites, ressemblent au mouton ; elles ont ordinairement la douceur proverbiale de cet herbivore, mais elles sont très faibles de caractère.

Laissons là cette catégorie par trop vulgaire des animaux domestiques.

———

Quand vous rencontrerez un individu aux lèvres fines, aux mâchoires allongées, au visage en quelque sorte effilé, avec des dents claires et aiguës, surtout si l'ensemble de la physionomie est imparfaitement éclairé par un regard oblique, vous pourrez dire avec assurance :

C'est un renard, et il doit avoir la finesse, l'adresse, l'astuce de cet animal ; je ne dois pas avoir la moindre confiance en lui.

———

Le lion, surnommé à juste titre le roi des animaux, a les lèvres épaisses, et à l'état calme sa lèvre supérieure laisse voir une partie des deux dents de l'œil qui sont très fortes et proéminentes; le nez est plus prononcé que le nez des autres quadrupèdes, et le profil de ce fier habitant des déserts se rapproche beaucoup de celui de l'homme.

Il vous est arrivé de remarquer des personnes qui avaient le type buccal du lion, et dont les mâchoires régulières, parfaitement dessinées dans leur forme un peu volumineuse, dénotaient une grande force de caractère, un courage à toute épreuve. Par la fréquentation vous pourrez vous convaincre que ces personnes ont beaucoup de la nature du lion.

—

On dit d'un homme cruel : *C'est un tigre*, et l'on est dans le vrai ; en effet, de même que le tigre, le meurtrier, l'assassin, les hommes politiques froidement cruels ont les dents aiguës, très apparentes : les lèvres un peu épaisses, mais continuellement contractées par la face toujours grimaçante ; le profil indique quelque chose de bas et de féroce.

Buffon, Cuvier et plusieurs autres grands naturalistes qui se sont spécialement occupés de zoologie, s'accordent à dire que chez le tigre, le jaguar, et généralement chez l'espèce féline, à l'état de domesticité ou à l'état sauvage, la jonction n n interrompue du nez avec la gueule présente au plus haut degré le caractère de la férocité, l'amour du sang et la bestialité dans toute son horreur.

Les tyrans les plus détestés, les inquisiteurs, les brû-leurs d'hérétiques, généralement toutes les personnes cruelles par nature, ont beaucoup de la conformation buccale du tigre.

Méfiez-vous de toute personne dont la bouche aura la moindre ressemblance avec la gueule de l'ours, et n'entrez pas en relation sérieuse avec elle.

« L'ours, dit Cuvier, a des dents aiguës et claires qui indiquent principalement la faculté de déchirer, et les lignes de sa gueule révèlent une nature des plus sauvages, mais en même temps beaucoup d'adresse, de prudence et de fermeté. »

Aussi les physiognomonistes ont-ils constaté à diverses reprises que les individus qui ont quelques traits de ressemblance avec l'ours sont presque tous médisants, même calomniateurs, manquent de franchise et peuvent commettre les plus indignes bassesses.

Si, au contraire, l'individu ressemble au cheval, il est brave, généreux, vif, impétueux, sensible à la louange. Vous le reconnaîtrez à la finesse de sa bouche, à ses narines larges et entièrement mobiles, à ses mâchoires larges par le haut, étroites par le bas, à son profil uniment penché en avant ; chez les femmes, le même type buccal, accompagné d'une chevelure blonde, indique une nature extrêmement fière et douée d'une sensibilité exquise.

Nous pourrions multiplier les citations et énumérer, d'après Porta et ses continuateurs, ce parallélisme buccal de l'homme et des animaux domestiques et sauvages ; mais nous n'avons pas l'intention de faire un cours d'anthropozoologie. Ces indications suffiront pour guider nos lecteurs dans les études qu'ils voudront faire sur ce point important de la physiologie générale.

Certains auteurs ont cherché à établir des rapports entre la bouche humaine et le bec de certains oiseaux ; ils prétendent que chez l'aigle, la ligne centrale du bec qui correspond à la bouche est droite, sinon aiguë ; que ce même angle est obtus chez les autres oiseaux de proie, tel que le vautour et le hibou.

D'autres vous diront que la bouche des chanteurs et des chanteuses se rapproche, par le profil, du bec du rossignol et de la fauvette. Nous n'avons pas à discuter ces théories buccognomoniques ; à notre avis, qui veut trop prouver, ne prouve rien.

Nous ne pouvons, toutefois, oublier le serpent dans notre nomenclature, le serpent, un des êtres les plus hideux de la création. Y a-t-il réellement des bouches humaines qui ressemblent à la gueule du serpent, gueule sans lèvres, qui se fend en ligne droite et forme un simple arc derrière l'œil ? Mais il nous arrive à tous de rencontrer des personnes qui ont la bouche rectiligne, les lèvres si minces que le sourire ne peut les effleurer. Ces lèvres se renflent aux deux extrémités, comme si elles étaient gonflées de venin, et laissent voir une double rangée de dents qui présente l'apparence d'une scie... Ce type, heureusement fort rare, indique une nature basse, un caractère faux et rampant. Du reste, comme il inspire une profonde répulsion, nous n'avons pas besoin de prévenir nos lecteurs contre toute fréquentation avec les personnes qui sont affligées de cette difformité, ou plutôt de ce signe de malédiction.

Porta s'efforce de démontrer que la bouche des individus, qui est arquée, et dont les lèvres forment, par leur avancement immodéré, un rond des plus disgracieux, ressemble à la gueule de certains poissons. Si ce type existe, il est une exception. Dans tous les cas, il indiquerait la bestialité à ses dernières limites.

Il nous est démontré que, parmi les innombrables conformations buccales des animaux, il n'en est pas une seule qui ressemble réellement à la bouche de l'homme.

Le singe, le chien, le lion et le cheval sont ceux qui s'en rapprochent le plus ; mais la distance est encore incommensurable. Le Créateur a prescrit à chaque être, à chaque espèce, une ligne déterminée qu'ils ne peuvent franchir. L'homme seul, roi de cette terre par son intelligence et ses admirables aptitudes, se perfectionne indéfiniment, même sous le rapport physique.

C'est un des motifs qui nous ont engagé à réunir dans un livre les résultats de notre expérience, de nos études et observations sur la bouche humaine ;

La bouche, qui sert si admirablement à la manifestation de la pensée ;

La bouche qui, dans la jeunesse, module si tendrement les accents du cœur ;

La bouche qui, dans l'âge viril, fait entendre les mots sublimes de patrie, de liberté ;

La bouche, qui proclame les biénfaits du Tout-Puissant et chante sa gloire ;

La bouche, qui a des sons mille fois plus variés, plus harmonieux que les instruments les plus perfectionnés ;

La bouche, trône du sourire et des grandes douleurs ;

La bouche, qui est pour la jeune fille ce qu'est pour le rosier la rose qui vient de s'épanouir ;

La bouche enfin, résumé de la beauté humaine, tantôt mystérieuse comme le sphinx, tantôt expansive comme les urnes inépuisables des naïades de la fable ;

La bouche, où se révèlent les tempéraments et les passions !

CHAPITRE VI

—

Les tempéraments ont une influence si directe, si incessante, non-seulement sur le caractère, mais encore sur la santé des individus, que la médecine les a classés parmi les signes révélateurs de la séméiotique. De leur côté, les physiognomonistes les ont étudiés avec le plus grand soin, et la buccognomonie doit y attacher une importance toute spéciale.

En effet, rien n'est mobile et changeant comme la bouche humaine, et, pour juger avec pleine et entière connaissance de cause, il faut distinguer et la tension momentanée de la bouche, la physionomie en général, et l'irritation accidentelle ou chronique de l'organisme.

Combien distingue-t-on de tempéraments? Quatre, vous diront les médecins : le sanguin, le nerveux, le bilieux, le flegmatique.

Ces tempéraments sont des manières d'être et de sentir qui proviennent de causes physiques ou morales.

Les causes physiques sont les maladies, les affections

corporelles, les lésions ou contrariétés qu'éprouvent les sens.

Les causes morales sont les chagrins, les vives douleurs, la peur, la colère et tout l'arsenal des passions.

La conformation de la bouche est-elle un indice suffisant pour reconnaître le tempérament de telle ou telle personne?

Oui, l'expérience me l'a cent fois démontré; mais je ne saurais trop recommander aux personnes qui me liront et qui feront l'essai de mes doctrines qu'il faut, pour bien juger, observer la bouche à l'état de repos, tout en tenant compte de la tension momentanée des muscles de la face.

Voici quelques préceptes buccognomoniques pour reconnaître les tempéraments et tout ce qui s'ensuit :

TEMPÉRAMENT SANGUIN. — Les personnes de ce tempérament, le meilleur, le plus heureux de tous, celui qui donne le plus de force et de santé, ont presque toujours les joues et les lèvres fortement colorées, parce que le sang afflue à la peau et surtout à la muqueuse labiale. L'organisation buccale présente, dans son ensemble, des signes non équivoques de gaieté, de pétulance. Les dents sont fortes, belles, régulières; le tartre et la carie les envahissent rarement; il faut pour cela que l'individu fasse preuve d'une négligence impardonnable. Les personnes sanguines sont, il est vrai, sujettes à des odontalgies violentes, mais on peut les prévenir en prenant les précautions que nous indiquons plus haut.

Le tempérament sanguin dénote un grand penchant aux plaisirs de l'amour.

TEMPÉRAMENT NERVEUX. — Vous reconnaîtrez ce tempérament, s'il est bien accentué, à la maigreur des joues, à des lèvres minces et déliées. Les dents sont courtes, peu fortes, et s'usent prématurément, parce que les mâchoires se trouvent contractées par des spasmes et une surexcitation presque continuelle.

Les personnes nerveuses sont plus tristes que gaies, contrairement aux personnes sanguines, qui rient et chantent à tout propos. Elles sont aussi très promptes à se mettre en colère ; aussi les voit-on souvent comprimer leurs lèvres, comme pour en diminuer l'épaisseur. Les mâchoires sont serrées les unes contre les autres, et le contour buccal parait d'une dureté extrême.

Il faut plaindre les maris qui ont des femmes excessivement nerveuses. Xantippe, qui tortura si longtemps le philosophe Socrate, devait être de ce tempérament. J'ai indiqué les signes qui le révèlent ; chacun pourra désormais se tenir en garde.

Tempérament bilieux. — Les personnes de ce tempérament sont très faciles à reconnaître à leurs joues blafardes et jaunâtres, à leurs lèvres violacées et bouffies, à leurs gencives tachetées de points blancs et rougeâtres. Les dents sont envahies par le tartre et sujettes à toutes les variétés de carie, si on ne prend pas les plus grandes précautions ; c'est aux personnes bilieuses qu'il faut recommander une extrême propreté, sans laquelle elles s'exposent à être édentées à la fleur de l'âge.

Les mélancoliques sont à la fois un peu bilieux et un peu nerveux. On les reconnaît à leur petit menton, à leur lèvre inférieure saillante, à un renfoncement très prononcé à l'endroit où la mâchoire inférieure se rapproche de l'oreille. Les mélancoliques chez qui le tempérament sanguin domine s'irritent très facilement et ont les lèvres entr'ouvertes au milieu, ce qui imprime aux contours de la bouche un cachet de tristesse. Il y a presque toujours un peu de dédain dans leur sourire.

Tempérament flegmatique. — La bouche présente un caractère très marqué de passivité, de nonchalance. La lèvre inférieure est en saillie et ordinairement pendante, signe évident de faiblesse, de paresse, de lâcheté. Les naturalistes vous diront que les animaux vieux ou épuisés ont la lèvre inférieure pendante.

Les femmes flegmatiques (ce tempérament est très rare chez le beau sexe) ont les lèvres bien dessinées, mais un peu grosses.

Ce tempérament est négatif ; aussi la bouche n'a-t-elle pas une grande signification. Le calme, la placidité, l'impassibilité en forment le caractère principal. Mais dans la colère, surtout dans les fureurs de la jalousie, les femmes les plus flegmatiques ont toute la pétulance du tempérament sanguin et toute l'irritabilité du tempérament nerveux. Voilà pourquoi il est essentiel, pour les bien reconnaître, d'examiner leur bouche à l'état de repos.

C'est surtout par la disposition et l'état de conservation des dents que se révèle le tempérament flegmatique, car il est démontré par la médecine et la physiologie que l'état des dents influe beaucoup plus qu'on ne le suppose ordinairement sur la santé, sur le tempérament et sur le caractère.

J'ai connu plusieurs dames d'un tempérament sanguin, et par conséquent très gaies, qui sont devenues tout à fait mélancoliques par suite de la perte d'une seule incisive ; cela se comprend : cette incisive était plus précieuse pour elles que tous les diamants de l'Inde, et la tristesse que leur causait cette perte avait modifié leur tempérament, leur caractère, leurs passions.

J'en ai connu d'autres d'un tempérament flegmatique, et par conséquent douces, patientes, qui devenaient acariâtres par suite d'une odontalgie plus ou moins aiguë.

Je visitais un jour un de mes amis et sa jeune femme, couple heureux et charmant qui faisait durer depuis cinq ans la lune de miel, sans qu'il se manifestât la moindre éclipse. O surprise extrême ! en entrant dans le joli nid des deux tourtereaux, je trouvai mon ami seul et fort triste ; il y avait eu tempête conjugale, véritable tempête dans un verre d'eau, puisque je parvins à la calmer sans recourir au trident de Neptune.

Mon ami me révéla une chose fort difficile à croire, surtout pour moi : il me dit que sa femme était devenue insupportable, et qu'un maudit mal de dents avait suffi pour porter le trouble dans le ménage.

— Madame a mal aux dents, m'écriai-je, et vous ne me le disiez pas...

Je me dirigeai immédiatement vers la chambre de la jeune femme, et je reconnus qu'elle avait une odontalgie nerveuse. Le soir, la douleur s'était calmée, et le lendemain il n'y avait plus vestige de mauvaise humeur.

Ce fait, bien vulgaire mais très concluant, démontre que les personnes qui voudront étudier avec fruit les phénomènes et les signes révélateurs de la bouche, devront se préoccuper, d'une manière spéciale, de la connaissance et de l'appréciation des tempéraments, et surtout faire une juste part de l'état de santé et de maladie de la personne qu'on cherchera à connaître.

CHAPITRE VII

PATHOLOGIE PASSIONNELLE DE LA BOUCHE.

—

Le docteur Alibert, dans sa *Physiologie des passions*, ouvrage où il y a plus de fantaisie que de science et d'observations réelles, établit qu'il existe dans l'homme une loi primordiale du système sensible qui a, d'après lui, pour bases principales : — Instinct de conservation, — instinct d'imitation, — instinct de relation, — instinct de reproduction.

Je donne la préférence à la classification du docteur Descuret, dans sa *Médecine des passions*, pour deux motifs : le premier, parce que cette classification est beaucoup plus simple ; — le second, parce qu'elle se rattache plus directement à la buccognomonie.

Le docteur Descuret n'admet que trois classifications : 1° passions animales ; — 2° passions sociales ; — 3° passions intellectuelles ou manies.

Suivons l'ordre indiqué par M. Descuret, et commençons par les *passions animales*.

Mais, va-t-on nous dire, êtes-vous bien sûr que la bouche soit réellement le siége des passions?

A ceci, je répondrai que les passions résident précisément sur la bouche, et qu'on est sûr d'y trouver leurs principaux signes révélateurs.

Les médecins, les physiologistes, d'accord en ceci avec la physiognomonie, reconnaissent tous que les appétits résident sur les lèvres, qui expriment d'ailleurs toutes les sensations physiques par des contorsions ou grimaces.

« Dans la joie, l'amour, le désir, l'espérance, l'amitié, » l'enthousiasme, dit Herder, toutes les parties de la » bouche s'avancent, s'étendent, se développent : elles se » resserrent dans la tristesse, la douleur, le désespoir, » la crainte, la haine ; ces mêmes parties se retirent , se » contractent disgracieusement. »

Voici , d'après Lavater, Spurzheim et Hammer, de quelle manière les passions modifient la bouche humaine :

Dans l'amour et l'admiration, la bouche s'arrondit imperceptiblement, les joues se colorent d'une vive rougeur.

Dans la joie et le rire, les coins de la bouche s'élèvent ainsi que les joues. Dans la tristesse et les pleurs, les lèvres s'abaissent. Dans la colère, la lèvre inférieure s'avance de manière à emboîter la supérieure. Les coins de la bouche s'ouvrent le milieu restant fermé dans les mouvements de l'envie. Les joues se contractent, la bouche se relève dans la jalousie.

Les joues s'écartent dans la joie, les lèvres se séparent et laissent voir les dents; elles se contractent dans la tristesse, etc., etc.

Ces divers axiomes buccognomoniques, empruntés aux médecins, aux physiologistes, et surtout aux physiognomonistes, démontrent que de toutes les parties du corps il n'en est pas que les émotions de l'âme, c'est-à-dire les passions, modifient plus profondément que la bouche.

Appliquons maintenant ces théories aux trois classifications des passions.

L'IVROGNE ET LE GOURMAND. — Ces deux passions sont bien deux sœurs jumelles, bien que l'une procède de Bacchus et l'autre plus directement de Cérès.

L'*ivrogne* se reconnaît à ses lèvres pendantes, bouffies et agitées par un frémissement continuel ; à ses joues charnues et violacées ; les dents sont ordinairement très blanches, surtout chez ceux qui ne s'enivrent qu'avec du vin ; mais ceux qui se livrent immodérément à l'usage des liqueurs fortes, perdent leurs dents dès la première jeunesse. C'est à la bière des Allemands et au *porter* des Anglais qu'il faut attribuer les nombreuses affections dentaires qu'on rencontre chez les classes populaires de ces deux pays.

L'ivrognerie est une passion presque honteuse, et la physionomie d'une personne qui fait abus de boissons présente un aspect presque repoussant.

Malheur aux femmes qui se livrent à la passion du vin !... C'en est fait de leurs charmes, de la beauté de leurs dents, de la grâce de leur sourire, et de l'admirable conformation de leur bouche. Mais j'écris pour les dames françaises, et ce hideux défaut, très commun en Angleterre, n'est chez nous qu'une rare exception qu'on cite de loin en loin.

LA BOUCHE DU GOURMAND. — Ici j'aurais besoin que Brillat-Savarin, le législateur de la gastronomie française, que Romieu, Briffault et M. de Montalivet, cette célèbre triade joyeuse et gourmande de la Restauration, enfin que Charles Monselet, leur disciple ou plutôt leur émule, viennent à mon aide pour tracer la silhouette buccognomonique du gourmand. Mais ces illustres mangeurs se sont bornés ou se bornent à se servir de l'organe sans se préoccuper de sa conformation ni de ses caractères.

« La physionomie du gourmand, dit le docteur Descuret, est toute jouissance ; ses lèvres sont luisantes ; sa langue promeneuse enivre le palais de délice. Qu'on apporte un mets bien préparé ; toutes les puissances dégustatrices du gourmand sont ébranlées ; on aperçoit sur ses lèvres entr'ouvertes l'irradiation et l'extase. »

Le gourmand a les yeux vifs mais un peu langoureux, et le nez ordinairement court ; vous le reconnaîtrez surtout à ses joues luisantes et rebondies, à ses lèvres très développées, à ses incisives fortes et bien conservées. Les personnes qui connaissent le spirituel Monselet trouveront ces nuances, ces caractères de physionomie chez le digne successeur de Brillat-Savarin, qui a tenté de propager, dans le journal *le Gourmet*, les théories de la gastronomie française.

Les femmes ne sont pas gourmandes dans l'acception du mot, elles ne sont que friandes : elles aiment les pièces légères, les sucreries. Chez nous, il y a peu de *fortes fourchettes* féminines.

La Bouche de l'ivrogne et du dégustateur. — Brillat-Savarin a dit avec raison dans sa *Gastronomie :*

« Ceux qui s'indigèrent ou qui s'enivrent, ne savent ni boire ni manger. »

Donc l'ivrogne proprement dit est au vrai buveur, au fin dégustateur, au gourmet en vins, ce que le goulu et le glouton sont au gourmand.

L'ivrogne qui boit sans besoin comme sans choix se reconnaît à ses lèvres bouffies et pendantes, sa physionomie est toute hébêtée ; il conserve ses dents, mais le tartre les envahit, et elles sont bientôt très sales et jaunâtres.

Vous distinguerez facilement un gourmet en vins à ses grosses lèvres, à ses dents ordinairement petites, serrées et bien conservées.

Les dégustateurs ont tous sur leurs lèvres un caractère particulier qui se dessine en contractions, qui devient une sorte de *tic* par l'habitude de la dégustation.

La Bouche de l'homme colère. — Les manifestations de la colère offrent des différences très grandes suivant le tempérament des individus.

Chez les personnes sanguines, vous reconnaîtrez un penchant presque irrésistible à la colère à la dilatation des narines, au frémissement perpétuel du muscle labial.

Chez les personnes nerveuses et lymphatiques, surtout chez les femmes colères, les mâchoires sont presque continuellement serrées l'une contre l'autre ; les lèvres se gonflent sur les cotés et produisent un renflement disgracieux.

Jeunes gens, qui êtes au moment de vous courber sous le joug fleuri de l'hyménée, tenez-vous bien en garde contre les plus belles fiancées, si vous voyez leurs narines se gonfler, leurs lèvres s'entr'ouvrir convulsivement, principalement si leurs dents, brillantes comme des perles, se dessinent aiguës et serrées !

Car ces charmes cachent de violentes tempêtes ; et si vous ne voulez de gaieté de cœur vous livrer comme

Socrate à toutes les péripéties du martyre conjugal, vous suivrez les conseils de la buccognomonie.

Je dirai en même temps aux dames et principalement aux jeunes qui sont portées à la colère par tempérament :

« De toutes les passions, la colère est sans contredit celle qui déforme le plus la bouche, beaucoup plus délicate chez la femme que chez l'homme. » En effet, ne laisse-t-elle pas sur toute l'ouverture buccale l'empreinte de contractions disgracieuses? ne ronge-t-elle pas les lèvres? ne détériore-t-elle pas les dents? Cela est si vrai que les plus jolies dames qui n'ont pas assez d'éducation ou de force de caractère pour maîtriser leurs emportements, se reconnaissent très facilement à l'*usure* des lèvres, surtout de l'inférieure. Je leur conseille donc de modérer leur fougue et de ne plus se livrer à des emportements souvent ridicules, sous peine de se rendre *laides* à perpétuité.

Laides... Entendez-vous?... Je suis sûr que désormais aucun mari n'aura à braver des tempêtes conjugales.

La Bouche du libertin. — Je fais grâce à mes lecteurs, surtout à mes lectrices des trop nombreuses classifications du libertinage, et je me restreins à la partie buccognomonique.

Le libertin a le regard lubrique, les lèvres humides, grosses, entr'ouvertes, la supérieure relevée comme celle du bouc, la bouche voluptueuse dans ses moindres mouvements et contractions, les dents cariées ou envahies par le tartre.

Une autre catégorie de libertinage, malheureusement trop commune chez les jeunes gens et les jeunes personnes, se reconnaît à l'expression languissante et à l'allongement du visage ; la muqueuse des lèvres est blanchâtre, les gencives sont tuméfiées et sanguinolentes.

LA BOUCHE DE L'AMOUREUX. — Un philosophe demandait un jour à une femme célèbre par les charmes de son esprit et de sa figure, ce que c'était qu'aimer :

« Pour l'homme, répondit la dame, aimer c'est être
» inquiet...; pour la femme, c'est exister. »

Nous lisons dans un ouvrage de Mme de Staël :

« L'amour est l'histoire de la vie des femmes, c'est
» un épisode dans celle des hommes. »

Larochefoucault dit dans ses *Maximes :*

« Il est difficile de définir l'amour : dans l'âme, c'est
» une passion de régner ; dans les esprits, c'est une
» sympathie ; dans le corps, ce n'est qu'une envie cachée
» et délicate de posséder ce que l'on aime, après beau-
» coup de mystères. »

« La cause principale de l'amour, dit le docteur Alibert, est sans contredit l'instinct de reproduction, instinct puissant que le créateur a mis en nous pour perpétuer son ouvrage, nous chargeant de réparer les ravages de la mort par une continuelle transmission de la vie. »

On a écrit et on écrira encore des millions de volumes sur l'amour ; mais dans cet ouvrage, la physiognomonie seule doit me servir de guide. Je dirai seulement que la buccognomonie, tout comme la philosophie, établit une grande différence entre l'amour et la galanterie, qui ne recherche que la beauté physique et conduit trop souvent au libertinage.

Cette même différence existe, mais moins accentuée,

entre l'amour et la *coquetterie*, ou art de plaire mis en pratique.

Voici la silhouette buccognomonique de la femme amoureuse :

Joues et tempes un peu grosses, teint souvent coloré d'une vive rougeur, visage moyen, etc.

La bouche de la *coquette* est fine, un sourire provocateur et malicieux effleure ses lèvres extrêmement déliées; les dents sont petites et très aiguës.

L'amour physique ou charnel se reconnaît chez les femmes à l'épaisseur des lèvres, à des joues charnues. Le portrait de la *Joconde*, de Léonard de Vinci, dont j'ai déjà parlé, reproduit admirablement tous les caractères buccognomoniques de l'amour physique.

L'AMOUR SENTIMENTAL, toujours chez la femme, se reconnaît aux signes suivants : lèvres entr'ouvertes quand la bouche est à l'état de repos, ce qui décèle une profonde réserve; sourire ordinairement mélancolique... chevelure presque toujours blonde; les brunes ont les passions beaucoup plus vives.

Les jeunes filles contrariées dans leurs penchants ont les lèvres fermées sur les côtés et ouvertes vers le milieu, les deux mâchoires serrées l'une contre l'autre, signes qui révèlent une grande tension de toutes les facultés affectives.

L'AMOUR CONTRARIÉ OU JALOUX se reconnaît facilement à la décoloration des joues, au rapetissement des lèvres qui se contractent à chaque instant. Les hommes jaloux et les femmes jalouses se distinguent par l'érosion prématurée des canines et des incisives.

L'AMOUR HEUREUX se caractérise par un léger gonflement des lèvres, par le calme de béatitude qui règne dans toute l'organisation buccale.

L'AMOUR RELIGIEUX OU DÉVOTION. — La buccognomonie a découvert dans l'amour religieux de très curieux phénomènes ; toute la physionomie porte les signes évidents d'une fièvre intérieure ; les lèvres, fermées sur les côtés et s'ouvrant vers le milieu, sont un signe révélateur de souvenirs pénibles ou d'aspirations vers le ciel.

Une étude buccognomonique de l'amour, dans ses innombrables modifications et manifestations, serait du plus haut intérêt ; mais pour mener un semblable travail à bonne fin, il faudrait toute la vie, toutes les études, toutes les facultés d'un homme. Bornons-nous donc à ce simple aperçu ; on y trouvera des indications très suffisantes pour reconnaître les modifications de la bouche sous l'impression de l'amour.

Un physiologiste-moraliste et philosophe adresse les conseils suivants aux mères de familles :

« Lorsque vous remarquerez que vos filles ont les
» yeux enfoncés profondément sous les sourcils, et habi-
» tuellement fixes ou hagards ; que leurs lèvres se con-
» tractent à chaque instant, que leurs dents s'entrecho-
» quent dans le sommeil ; que la voix est brève et sac-
» cadée, redoublez de vigilance, car leur cœur sera en
» proie à un amour effréné, c'est-à-dire à cette *fièvre*
» *érotique* qui, comme le dit le docteur Lorry, entraîne
» le cœur et trouble la raison. »

Ces conseils n'ont rien perdu de leur opportunité, et toutes les mères de famille devront s'y conformer, surtout celles qui pourront le faire avec d'autant plus de fruit que la buccognomonie les aura initiées à presque tous les mystères du cœur.

LA BOUCHE DU JALOUX ET DE L'ENVIEUX. — La jalousie, qui tient presque toujours à une rivalité d'amitié ou d'amour, est beaucoup plus commune chez les femmes que chez les hommes. Vous reconnaîtrez la femme jalouse à sa bouche contractée, même à l'état calme; à la mobilité et aux crispations de ses lèvres; sa bouche, presque toujours fermée, indique un trouble intérieur, une grande préoccupation.

L'envie se rapporte plus particulièrement au rang, aux honneurs, à la fortune des individus.

« La démarche de l'envieux, dit le poëte Ovide, est » très lente, son regard est oblique et *sa dent d'ébène*. » Jamais sa bouche ne sourit, si ce n'est lorsqu'il con-» temple la peine ou le malheur d'autrui. »

D'après Lavater, Hammer et les plus célèbres auteurs qui se sont occupés de physiognomonie, les envieux ont les joues d'une grosseur démesurée, ou très grêles, la bouche cave, le teint livide, les dents longues, aiguës et séparées.

> Sur ses dents est empreinte une rouille livide...

dit M. de Pongerville dans sa traduction des *Métamorphoses*.

Vous reconnaîtrez la femme jalouse en matière d'amour, à sa bouche toujours contractée, même à l'état calme; ses joues sont tantôt extrêmement pâles, tantôt extrêmement colorées; les lèvres sont très agitées et crispées par des désirs, par des regrets, par des appréhensions.

L'envie est une passion odieuse; la jalousie s'empare quelquefois des cœurs les plus nobles, les plus élevés.

L'envie est un vice spécial aux vieillards, aux impuissants, aux lâches... C'est un signe de perversité.

Les femmes et les enfants sont sujets à la jalousie.

« La jalousie est plus violente chez les enfants qu'on
» ne saurait le supposer, dit Fénelon dans ses *Instruc-*
» *tions;* on en voit qui sèchent et qui dépérissent parce
» que d'autres sont plus aimés et plus caressés qu'eux. »

Nous n'essaierons pas de sonder ici le cœur d'une
femme jalouse ; il est des mystères qu'il ne faut pas
chercher à découvrir. Nous indiquons seulement les caractères de cette passion d'après la conformation buccale
et ses signes révélateurs.

La Bouche de l'ambitieux et de l'orgueilleux. —
L'ambition et l'orgueil se manifestent à peu de chose
près par le même type buccal.

Les lèvres contractées aux deux extrémités, des incisives courtes et très aiguës, des canines fortes et longues, la lèvre inférieure proéminente, une voix aiguë et
d'une grande sonorité, caractérisent l'ambitieux ; on
désigne sous ce nom tout homme qui recherche la
domination, la gloire, les grandeurs, les honneurs. Le
tempérament est presque toujours bilioso-sanguin. Il est
facile de reconnaître ce type buccal chez les principaux
hommes d'Etat des temps modernes. Saint-Just n'a-t-il
pas dit dans un de ses discours :

« L'empire est aux flegmatiques. »

D'après le docteur Descuret, l'orgueil est une maladie morale dont les principales espèces sont : la pré-
somption — la suffisance — la fierté — le dédain —
l'arrogance.

Il existe une grande différence entre l'orgueil et la
vanité.

L'orgueilleux a une estime exagérée de lui-même.

Le vaniteux éprouve un désir insatiable de l'estime ou de l'admiration des autres.

Vous reconnaîtrez une femme *suffisante* au gonflement de ses joues, à son sourire qui exprime une satisfaction intérieure, à sa lèvre inférieure qui dépasse presque toujours la supérieure, et à un air de béatitude qui se reflète sur toute sa physionomie.

La femme *dédaigneuse* est caractérisée par l'avancement démesuré de la lèvre supérieure, un peu relevée sur les deux coins de la bouche.

L'homme *fier* a les mâchoires fortes et les dents très irrégulières ; l'ouverture des lèvres s'arrondit vers le milieu, de sorte qu'on peut voir les canines. Porta dit que l'homme fier ressemble au lion.

Les lèvres et les joues de l'*arrogant* sont extrêmement charnues ; sa bouche, garnie de dents pointues, n'indique ni courage, ni résolution ; tout n'est qu'apparence chez l'arrogant ; Porta le compare à l'âne, parce qu'il a l'allure stupide de ce quadrupède, prototype de la bêtise.

LA BOUCHE DE L'AVARE. — Pour bien saisir le type buccal de l'avare, il faut l'étudier quand il reçoit ou quand il donne, dit le docteur Alibert. Si vous lui faites un présent, sa bouche exprime la plus grande satisfaction ; mais s'il est obligé de se dessaisir de son argent, la transformation devient hideuse : tous les muscles de sa face livide se contractent douloureusement.

Vous reconnaîtrez l'avare-type à ses lèvres minces, effilées, à ses dents claires et allongées, à son sourire sardonique et indiquant plutôt la méfiance que la sympathie. Il y a beaucoup de ressemblance entre l'ouverture de sa bouche et le bec d'un vautour.

Les individus les plus disposés à l'avarice sont lymphatiques, mélancoliques, d'une santé débile ; les personnes d'un tempérament sanguin sont moins exposées à cette détestable passion, qui détruit dans l'homme tous les sentiments nobles et généreux.

D'après le docteur Alibert, qui nous a laissé des pages très intéressantes à ce sujet, l'avarice prend quelquefois des développements subits sous l'influence d'une infériorité ; il parle, dans sa *Physiologie des passions*, d'une dame vaporeuse et mélancolique qui était prodigue pendant six mois et avare pendant le reste de l'année, lorsqu'elle revenait à son état normal de santé.

La Bouche du paresseux. — Une personne paresseuse dans toute l'acception du mot, paresseuse par plaisir et par passion, a les joues très grosses, presque bouffies, la lèvre inférieure pendante, ce qui indique une extrême nonchalance de caractère.

Alibert et Descuret distinguent trois catégories de paresse : la nonchalance, l'indolence, la fainéantise.

Une dame nonchalante a les joues plus fortes par le bas que par le haut de la bouche presque béante, caractère qui indique un défaut de forces.

L'indolent se reconnaît très bien à ses incisives tellement longues que les lèvres ne suffisent pas pour les recouvrir ; ce signe, en général, est des plus caractéristiques.

Le fainéant ne diffère guère de ces deux variétés de paresseux en ce qui concerne la conformation buccale ; il a aussi les joues fortes, la bouche presque toujours béante. Un signe qui lui est particulier, c'est la malpropreté des dents, qui sont bientôt dévastées par le tartre et la carie.

La Bouche de l'homme courageux. — Les physiologistes reconnaissent deux sortes de courage : le physique et le moral ; ces deux variétés procèdent si peu l'une de l'autre qu'elles peuvent exister même séparément. Nous avons déjà indiqué le type buccal de l'homme courageux, que Porta compare au lion, de même que l'ambitieux.

La Bouche du peureux et du lache. — D'après Gall, la peur provient du défaut d'activité ; Spurzheim dit que cette passion, essentiellement débilitante, provient de la circonspection poussée à l'excès.

On reconnaît aisément le peureux à la contraction habituelle de ses joues et de ses lèvres, à ses dents claires, faibles et couvertes de tartre jaunâtre, indice d'un faible tempérament.

Le visage du *lâche* est ordinairement très charnu ; il a des dents claires, faibles, comme celles du mouton, du daim, du cerf et autres animaux peu susceptibles de se défendre.

La Bouche du joueur. — La passion du jeu se manifeste de plusieurs manières et a par conséquent des types tout à fait distincts

D'après Dussaulx, auteur d'un excellent *Traité sur la passion du jeu*, il faut distinguer :

Les joueurs audacieux, intrépides, que la perte irrite et rend intraitables ;

Les pusillanimes, qui tremblent même lorsqu'ils gagnent ;

Les systématiques, qui font du jeu un métier, une spéculation ;

Les superstitieux, qui croient aux rêves et autres chimères ;

Les *beaux joueurs,* qui savent perdre de la meilleure grâce du monde ;

Les joueurs fastueux, chez qui la vanité l'emporte sur la cupidité du gain ;

Il y a même, ajoute Dussaulx, des *joueurs* dits *bien-faisants,* qui n'envisagent le jeu que comme un moyen de faire des largesses.

Ces nombreuses variétés d'adorateurs, plus ou moins platoniques ou plus ou moins acharnés de dame fortune et du hasard, ont toutes le même type buccal.

Examinez bien la bouche d'un joueur lorsqu'il trône devant la roulette ou devant un tapis vert quelconque : de même que pour bien juger un guerrier, il faut le voir sur un champ de bataille ; de même, pour bien apprécier la physionomie du joueur, il faut le voir à une table de jeu.

La bouche du joueur se contracte à chaque instant ; sa lèvre supérieure se trouve presque toujours enclavée dans l'inférieure, qui prend, chez quelques joueurs ef-frénés, des dimensions très disgracieuses ; l'ensemble de la physionomie est grimaçant, contourné ; la peau des joues est très tendue, à moins que la joie du gain, ou la douleur causée par une perte considérable, ne vien-nent contracter, en sens contraire, tous les muscles facieux.

Chez le joueur anglais, beaucoup plus flegmatique que le français, la bouche ne subit presque aucune mo-dification.

Chez les femmes joueuses, le type buccognomonique est beaucoup moins prononcé, et pourtant si M. Bénazet, cet empereur de la roulette, si les directeurs des maisons de jeu des bords du Rhin écrivent jamais leurs mémoires, on devra y trouver de curieuses silhouettes de grandes dames joueuses, des aventures tragi-comiques ; mais ceci ne fait point partie de mes études sur la buccognomonie. D'ailleurs j'ai encore à parler des passions intellectuelles ou manies ; puisque j'ai adopté la classification du docteur Descuret, je dois remplir entièrement mon cadre.

L'auteur de la *Médecine des passions* admet cinq passions intellectuelles, ainsi que je l'ai déjà dit : elles ont trait à l'étude, à la musique, à la littérature proprement dite, aux beaux-arts, au fanatisme politique et religieux.

Ceci rentre dans la catégorie des professions dont nous allons parler dans la quatrième partie de notre ouvrage, spécialement consacrée à la pratique de la buccognomonie. Nous avons indiqué toutes les doctrines et systèmes relatifs à l'étude et à la connaissance de la bouche : la pratique est le complément indispensable des théories.

QUATRIÈME PARTIE

LA SCIENCE DE LA BOUCHE HUMAINE MISE EN PRATIQUE

CHAPITRE PREMIER

LES PROFESSIONS ET MÉTIERS. — LEUR INFLUENCE SUR L'ORGANI-
SATION BUCCALE. — A QUELS SIGNES PEUT-ON LES RECONNAITRE ?

Lorsque dans le moyen âge les corps d'état, les mé·
tiers en un mot des groupes d'individus appartenant à
des professions distinctes, se réunirent en corporations
et prirent pour bannière tel ou tel saint de la légende,
ils formèrent une sorte d'alliance offensive ou plutôt
défensive contre les empiétements de la féodalité bar-
dée de fer, et contre les prétentions de plus en plus
exorbitantes du haut clergé.

Ces corporations devinrent en peu de temps des familles séparées les unes des autres, vivant à part, ayant leurs règlements et leurs traditions; de cet isolement il résulta bientôt une physionomie qui devint le caractère distinctif de chaque corporation aussi bien que son costume et le saint peint sur la bannière en couleurs plus ou moins éclatantes.

Les récits de nos vieux chroniqueurs sur les processions et fêtes de ces corps d'états et des métiers nous démontrent qu'ils avaient tous un type très accentué, qui s'est perpétué pendant plusieurs siècles, de génération en génération.

Mais les corporations n'existaient plus au moment où éclata la révolution de 1789; le système des maîtrises et jurandes ne devait pas survivre à la chute définitive de toutes les traditions du moyen âge.

Il n'y a donc plus en France de corporations; ce système d'association, qui était indispensable dans un temps où le savant comme l'artisan, où l'industriel comme le manouvrier étaient livrés au régime du bon plaisir, ne figurera plus dans notre histoire que comme tradition d'une époque tantôt glorieuse, tantôt désastreuse, dont nous devons conserver le souvenir.

Depuis 1789 le travail est libre... il n'y a plus que des professions. Nous allons les étudier sous le rapport buccognomonique, car chaque profession a son type buccal qui lui est particulier.

Il y a de nombreuses professions qui servent beaucoup au développement du tact et de la sensibilité physiognomonique : de ce nombre sont celles du peintre, du comédien, du prêtre.

D'autres professions moins libérales, et qui n'exigent même aucune culture de l'esprit, tendent également à

développer, du moins sous certains rapports, le tact physiognomonique : telles sont celles d'espion, de geôlier,
d'employés secondaires de la police, de courtisans.

Il y a en outre d'autres états, d'autres professions,
dont l'exercice est une sorte de physiognomonie en
action, et qui exigent ou font acquérir une grande habileté dans l'interprétation des traits du visage et dans
la découverte des traces et des empreintes caractéristiques des passions habituelles et dominantes ; on peut
citer comme exemple le médecin-praticien.

En effet, le médecin familiarisé, autant qu'il doit l'être,
à l'observation des mouvements du cœur humain, ne
remarque pas seulement l'indication variée de l'état des
forces vitales, les symptômes des maladies ; il saisit
aussi 'es caractères des tempéraments, les vestiges de
toutes les habitudes et de toutes les affections qui peuvent modifier la constitution physique ; il s'accoutume
insensiblement à découvrir beaucoup d'autres nuances
plus ou moins significatives, et devient sans efforts et
presque sans y penser un très habile physionomiste.

Lavater dit que Lachambre, premier médecin de,
Louis XIII, avait une pénétration qui le rendit souvent
très utile à ce roi ; du reste, Louis XIII le consultait souvent et se décidait d'après ses observations.

« Que je plains Sa Majesté, dit le médecin-physio-
nomiste en mourant, que de mauvais choix elle va faire
désormais !! »

Les diplomates, les ministres, les courtisans, les
gens d'affaires ont aussi des occasions fréquentes de
perfectionner le tact physiognomonique et un grand intérêt à profiter de ces occasions.

On peut et on doit supposer une connaissance bien
plus étendue de la langue des physionomies dans le

chef d'un empire qui voit tout par lui-même, qui n'a souvent qu'un coup d'œil pour apprécier et pour savoir ce qu'il doit attendre ou craindre de tel ou tel individu.

Il est admis que toute profession, tout métier est une condition particulière de la vie qui fait dominer, ou qui du moins rend permanentes certaines habitudes physiques ou morales. Si la profession et le métier sont exercés en commun, il se joint à leur effet la puissance incalculable de l'imitation, une sorte d'action sympathique de l'homme sur l'homme ; voilà pourquoi, dans certains corps d'état, les physionomies en général, et la bouche surtout, ont une ressemblance des plus frappantes, des plus extraordinaires. C'est que rien ne tend plus fortement à donner à la physionomie et à l'esprit un caractère uniforme, comme de travailler et de vivre ensemble dans une même atmosphère, dans une usine, sur un vaisseau, dans un cloître, dans une manufacture, dans un atelier.

Un Anglais, après avoir visité une filature de soie à Lyon, écrivait les lignes suivantes :

« Là, toutes les physionomies des hommes, des femmes, des enfants, avaient la même expression, c'est-à-dire l'air d'une attention pénible, d'une contrainte douloureuse, d'un emploi machinal et monotone de leurs forces. »

Oui, l'influence d'une même occupation est si puissante qu'elle ne laisse presque plus de physionomie individuelle ; le caractère particulier est en quelque sorte enveloppé par le caractère général. Une profession exercée pendant longtemps laisse souvent sur la bouche et sur la physionomie en général un caractère indélébile.

Le physiologiste devrait considérer les métiers et professions relativement :

1° Aux organes ou à l'organe qu'ils emploient ;

2° Aux facultés intellectuelles qu'ils mettent en usage ;

3° Aux passions développées et devenues dominantes ;

4° Au milieu dans lequel s'exerce la profession.

Chaque métier, chaque profession doit être regardée en général comme une éducation spéciale prolongée. Que de différences et de variétés dans cette éducation !

En général, les diverses professions s'annoncent ou par l'état du front et de l'œil ou par l'état et les traits des ailes du nez et de la bouche. Il est à remarquer que les gens du monde qui cultivent beaucoup leur extérieur, qui font métier d'être aimables, ont une mobilité très remarquable dans les ailes du nez et dans la lèvre supérieure, dont l'appareil musculaire est évidemment plus développé que chez les autres hommes.

Quant aux gens de lettres, ils diffèrent entre eux, suivant le genre de vie et d'études qu'ils ont adopté, suivant qu'ils vivent dans la solitude ou qu'ils fréquentent le monde.

Parmi les physionomies sacerdotales, il y en a de subalternes, de populaires, de pontificales.

Les physionomies sacerdotales d'une classe inférieure portent en général l'empreinte du calme, de la résignation, qui annoncent un esprit borné ; on y démêle aussi trop souvent, et principalement sur la bouche, des signes de dissimulation, d'une modestie affectée et d'une humilité qui est moins dans l'âme que dans les manières.

Les physionomies sacerdotales d'un ordre plus élevé s'annoncent par une dissimulation beaucoup plus raffinée. Elles rentrent dans les physionomies diplomatiques : ce sont des *visages faits*, comme disait le célèbre caricaturiste Hogarth, des visages imperturbables. On trouve des exemples de ce genre de physionomies dans les portraits de Léon X, de Jules II, de Ximénès, de Loyola, et, de nos jours, du cardinal Antonelli.

Les moines et religieux, ainsi que les religieuses de différents ordres, ont des physionomies particulières presque aussi marquées que celles d'un peuple isolé, et formant une variété de l'espèce humaine.

De toutes les physionomies religieuses, dit Lavater, il n'en est pas de plus frappantes que celle des jésuites.

Les yeux des jésuites ont passé en proverbe. Le contour de la tête est remarquable à l'égard du front, du nez et du menton. Presque toujours le nez est grand, bombé et cartilagineux vers l'extrémité.

Le menton est large, pas trop gras, mais relevé en bosse ; ajoutez à cela des yeux qui s'affaissent et des lèvres extrêmement marquées.

Le portrait d'Ignace de Loyola, fondateur de cet ordre célèbre à tant de titres, a pour caractère distinctif la bigoterie et l'intrigue : la bouche est mal dessinée, et la lèvre d'en bas est trop faible ; le bas du visage est dur et inflexible ; le haut de la figure est d'un soldat, première profession de Loyola ; la lèvre inférieure, un peu rentrante, dénote fermeté ou plutôt inflexibilité. L'ensemble, tel qu'on le trouve dessiné buccognomoniquement dans Lavater, porte un caractère de dureté et de méditation indéfinissable.

Il y a encore des jésuites en France, mais le type primitif n'est pas aussi prononcé qu'en Italie, en Espagne, en Bavière.

On nous a aussi rendu les moines de plusieurs ordres, dont les costumes nous ont d'abord paru aussi étranges que si ces religieux revenaient de l'autre monde.

Autrefois, les dominicains, rétablis par le père Lacordaire, dont la mort récente a produit une impression si profonde dans le monde des lettres, les dominicains, disons-nous, avaient la réputation de se livrer largement au culte de Bacchus ; à la rue *Saint-Dominique d'Enfer*, au vignoble qu'ils possédèrent sur cet emplacement jusqu'en 1550, leur vendange était toujours la première faite, disent les historiens de la ville de Paris, et la première consommée. C'était d'un de leurs prieurs, au large visage et à la trogne bien enluminée, qu'était venue la locution proverbiale une *face d'abbé*.

Mais, de nos jours, les choses ont bien changé, et les dominicains français, comme leur restaurateur le père Lacordaire, s'occupent beaucoup plus de prédication et d'instruction que de la culture de la vigne.

Vous reconnaîtrez un dominicain... à sa robe blanche, à son manteau noir et à sa tête rasée, allez-vous me répondre... à sa bouche, qui a un caractère tout particulier, vous dirai-je à mon tour.

Les dominicains, au lieu d'avoir des faces d'abbé, comme leurs devanciers du xvi° siècle, sont généralement maigres ; il y a dans l'ensemble de leur physionomie beaucoup d'aristocratie, probablement parce qu'ils appartiennent presque tous à la haute bourgeoisie ou à la noblesse. Leurs lèvres sont plutôt grosses que minces, et leur sourire reflète plus de mélancolie que de tristesse. Chez quelques-uns, la lèvre supérieure, abaissée sur ses deux coins, indique des désillusions pénibles, des souvenirs douloureux.

La nomenclature des physionomies religieuses serait trop longue et d'ailleurs peu utile : ce que nous venons de dire suffit pour démontrer que chaque corps a son type buccal, qu'après avoir examiné attentivement la bouche d'un jésuite, d'un dominicain, d'un franciscain, d'un carme, on a vu et l'on connaît l'organisation buccale de tous les religieux du même ordre. La ressemblance est si parfaite qu'on dirait qu'ils ont tous été fondus dans le même moule.

Il ne faut pas trop s'en étonner, puisque nous retrouvons cette même ressemblance non-seulement chez les corporations d'ouvriers, mais encore chez les soldats de telle ou telle armée. Qui a vu la bouche d'un zouave, d'un chasseur à pied, d'un cuirassier, d'un dragon, d'un artilleur, d'un lancier, les a vu toutes : sans contredit, il existe des dissemblances dans la conformation ; les uns ont les lèvres grosses, les autres minces ; les uns sont presque joufflus, les autres sont maigres ; mais il n'en est pas moins vrai que le type buccal est uniforme, soit quand on parle, soit quand on rit ; or, c'est par la parole et par le rire que se manifestent principalement non-seulement les caractères, mais encore les nuances de la bouche.

Cette même ressemblance se trouve à plus forte raison chez toutes les communautés de femmes en général, parce que la vie cloîtrée et la vie en commun favorisent le développement d'un type tout à fait uniforme. Est-ce que les carmélites, même les dames du Sacré-Cœur, ne se ressemblent pas toutes trait pour trait, du moins en ce qui concerne la bouche ? n'ont-elles pas le même sourire de béatitude et d'exaltation ?

Quant aux sœurs de charité, elles ressemblent à toutes les femmes de leur naissance et de leur condition. Celles qui vivent dans les hôpitaux, occupées des soins des malades, ont quelque chose de dur et de très accentué dans la lèvre inférieure qui se resserre en quelque sorte sous la supérieure ; cela tient probablement aux contractions faciales que leur cause la vue des nombreuses souffrances et infirmités qu'elles ont à soulager.

Les frères ignorantins, soit parce qu'ils appartiennent presque tous aux classes tout à fait populaires, soit que leur costume donne quelque chose d'extrêmement disgracieux à l'ensemble de la physionomie, ont rarement la bouche bien conformée. Vous les reconnaîtrez facilement à leur visage bouffi et blafard, à leurs lèvres proéminentes chez les jeunes, pendantes et décolorées chez les vieux. Leur type buccal pèche non-seulement par la forme, mais encore par le caractère : vous y trouverez rarement noblesse et franchise. De plus, il y a absence de propreté.

Dans cette nomenclature des bouches religieuses, j'aurais encore beaucoup à dire, car les variétés sont très nombreuses et très caractérisées. Combien de sortes de dévots et de dévotes n'aurais-je pas à esquisser? Il y a la dévotion franche, loyale, désintéressée, qui ne connaît d'autre mobile que l'amour des choses célestes; vous la reconnaîtrez à la placidité, au calme de la physionomie; les lèvres sont entr'ouvertes, comme cela arrive toujours dans l'extase, dans les pensées et sensations affectueuses. La paix du cœur se reflète sur toute l'organisation buccale, qui conserve longtemps toute sa beauté, lorsqu'elle est naturellement régulière.

Il y a la dévotion intéressée, dite fausse dévotion ; elle se manifeste par une continuelle crispation des lèvres, qui deviennent minces par suite de tiraillements. Les faux dévots, et principalement les fausses dévotes, ont le même caractère buccal que les envieux et les médisants.

Il y a le fanatique ou exaltation religieuse; on le reconnaît à la tension des muscles de la face, aux lèvres entr'ouvertes, comme pour aspirer l'air avec plus de facilité.

Il y a enfin l'extase, que je n'ai pas besoin de décrire buccognomoniquement; on en trouvera le type très accentué dans tous les portraits de sainte Thérèse, fondatrice des Carmélites.

Quant aux variétés que présentaient autrefois, et que présentent encore les individus appartenant aux diverses corporations religieuses, on n'aura qu'à consulter les admirables tableaux de Lesueur et de Philippe de Champagne.

Je m'aperçois, peut-être un peu tard, que je sors du cercle des professions, car les pratiques religieuses ne sont ni du domaine des arts, ni du ressort des métiers; je ne pouvais pourtant laisser inaperçues ces quelques silhouettes, qui ont bien leur cachet particulier, et doivent par conséquent attirer l'attention du physiognomoniste.

Rentrons donc dans notre sujet.

Parmi les professions, il y en a de *libérales* et de *manuelles*.

Les premières embrassent tout ce qui tient à la science, aux arts, au commerce, à l'industrie, exercés sur une vaste échelle.

Les secondes embrassent tous les métiers où l'emploi du travail des mains joue le principal rôle.

Ces deux catégories de professions ont toutes leurs physionomies distinctes, et c'est la bouche surtout qui produit cette différence souvent caractéristique. Esquissons rapidement les principaux types, et parlons d'abord des médecins, qui sont tous physiologistes, phyiognomonistes et même un peu buccognomonistes.

La Bouche des médecins. — Quelques personnes me diront peut-être que l'étude et la pratique de la médecine ne doivent pas changer la conformation de la bouche ; elles sont dans une très grande erreur.

En effet, les études et les occupations de l'homme influent non-seulement sur le moral, mais encore sur la constitution, sur le tempérament, et à tel point que certaines parties du corps se trouvent insensiblement modifiées.

J'ai dit plus haut que presque tous les médecins célèbres ont la lèvre inférieure presque déprimée et la lèvre supérieure proéminente. Ce type tout particulier provient des pensées, des réflexions qui absorbent continuellement les savants héritiers et continuateurs d'Hippocrate et de Galien. Chez les médecins français, qui sont, sans contredit, les plus avancés de l'univers, ce caractère est presque général, du moins chez les illustres personnalités de cette profession, si noble et si utile.

Lorsque vous êtes sous l'impression d'une pensée pénible, d'une méditation profonde, vos incisives s'avancent machinalement sur la lèvre inférieure, qu'elles pressent d'autant plus que la préoccupation est plus grande.

Eh bien ! le médecin, sans cesse préoccupé du soin de ses malades, de prévenir tel ou tel danger, ayant tous les jours sous les yeux le triste spectacle de notre pauvre nature humaine, luttant contre les angoisses de la mort, a la lèvre inférieure comme repliée en dedans, et la lèvre supérieure reçoit seule toutes les émotions que doivent causer la mort ou la guérison d'un malade. Nous trouvons ce caractère très largement dessiné dans les portraits de Dupuytren, le célèbre chirurgien, qui passait pour un homme très dur, et qui était, au fond, d'une sensibilité extrême.

Et Ricord, va-t-on me dire, n'a-t-il pas deux lèvres grosses et épanouies comme la bouche d'un créole?

Cela est vrai ; mais en observant attentivement cette bouche si expressive, qui reflète tant d'intelligence et de bonté, on découvre bientôt, aux deux coins de chaque lèvre, une légère crispation qui indique une profonde mélancolie et beaucoup de pitié. Même type chez Néla-ton et Velpeau.

Il m'est impossible de mettre sous les yeux de mes lecteurs les photographies buccognomoniques des plus célèbres médecins de Paris et des autres villes de France. Cette galerie est aussi curieuse que variée, mais elle dépasserait les bornes de mon ouvrage. D'ailleurs, l'indication du type buccal du médecin sera un point de départ suffisant pour étudier avec fruit la bouche de chaque notoriété.

La Bouche des orateurs. — Qui dit orateur, dit homme exercé et expert dans l'art de l'éloquence et de la parole. Or, les médailles athéniennes qui nous ont transmis les traits de Démosthènes représentent cet orateur avec une grande bouche et des lèvres très prononcées. Tout le monde sait que Démosthènes était naturellement un peu bègue, et qu'il triompha de cette infirmité par des efforts inouïs, qui eurent aussi très probablement pour résultat de modifier l'ouverture buccale. Chez les Athéniens surtout, les orateurs devaient avoir une grande bouche, pour envoyer au loin la parole, puisque la place publique était l'endroit où se réunissait le peuple pour écouter leurs discours.

A Rome, Hortensius et Cicéron parlaient à la tribune

aux harangues ; ces deux orateurs ont la bouche très
large, les lèvres fortement dessinées, et il est facile de
voir, d'après les médailles qui nous restent, que l'arcade dentaire était parfaitement conservée. Chez les Romains comme chez nous, les dents étaient jugées indispensables pour parler en public.

BOUCHE DE L'ORATEUR POLITIQUE. — Le gouvernement
parlementaire, depuis longtemps entré dans les mœurs
politiques de l'Angleterre, ne date, en France, que de
1789 ; mais, depuis cette époque, l'éloquence politique
a fait chez nous d'immenses progrès, et nous comp-
tons des orateurs très illustres.

Je n'esquisserai pas ici les profils buccognomoniques
de Mirabeau, de Vergniaud, de Danton, ces princes de
la parole ; ces types à jamais mémorables sont connus
de tout le monde et ont déjà été l'objet de curieuses et
savantes études ; j'en parlerai, d'ailleurs, dans le chapitre consacré aux *bouches historiques*, où je réunirai
les portraits des plus grands orateurs depuis le serment
du Jeu-de-Paume jusqu'à nos jours.

BOUCHE DE L'AVOCAT PROPREMENT DIT. — Il existe une
très grande différence entre l'éloquence de la tribune et
celle du barreau, entre le langage politique et une plai-
doirie ; cette même différence se remarque dans la
conformation buccale de l'homme d'Etat et de l'avocat.

La conformation buccale de l'avocat a un double caractère de finesse et d'énergie ; elle est à la fois sardonique et majestueuse, menaçante et empreinte d'une
douleur inexprimable. Cette bouche, plutôt grande que
petite, ces lèvres, tantôt minces, effilées, tantôt charnues et gonflées, dénotent que l'avocat, comme un ac-

teur qui s'est bien pénétré de son rôle, sait prendre, au besoin, toutes les physionomies, passer, sans le moindre effort, du rire à la colère, de la joie à la mélancolie, de la douceur à la rudesse. Comme le célèbre acteur anglais Garrick, un bon avocat peut rendre, exprimer avec sa physionomie et le concours de la voix toutes les passions, tous les sentiments : c'est le caméléon de la parole ; aujourd'hui, il fait verser des larmes en cour d'assises, demain il fera rire à la police correctionnelle.

M. Berryer qui est, depuis plus de trente ans, la première gloire, la plus éclatante célébrité du barreau de Paris, a la bouche grande, mais parfaitement conformée ; les lèvres grosses, la supérieure un peu avancée, indique un esprit dominateur. Sa voix, sonore comme le chant de la trompette, douce comme les symphonies d'une harpe, a tous les tons et toutes les harmonies ; en entendant cette voix merveilleuse, on comprend pourquoi, dans la mythologie, Mercure, le dieu de l'éloquence, est représenté avec des chaînes d'or qui sortent de sa bouche.

Je suis presque sûr que M. Berryer, bien qu'ayant dépassé la soixantaine, possède toutes ses dents.

M. Crémieux n'a pas précisément la bouche très grande ; mais les deux lèvres qui avancent beaucoup, lèvres très mobiles quoique un peu fortes, semblent faites pour articuler de belles et grandes paroles ; certes, M. Crémieux n'est pas un Adonis, et il a trop d'esprit pour ne pas savoir à quoi s'en tenir au sujet de sa beauté physique ; mais sa bouche révèle beaucoup d'esprit et beaucoup de cœur. Il y a dans son sourire l'ironie gauloise de Rabelais et la bonhomie de La Fontaine.

Qui ne connaît la bouche de Jules Favre, bouche enfoncée, avec un menton des plus accentués et un front qui surplombe, comme un roc au sommet d'une montagne ? Eh bien ! c'est encore une bouche d'avocat par excellence ; bouche très grande avec des lèvres très déliées ; bouche tantôt caustique, tantôt mélancolique. Il y a un peu de Démosthènes, un peu d'Isocrate, un peu de Cicéron, le tout assaisonné d'une forte dose d'acide.

MM. Sénard et Dufaure, anciens ministres, aujourd'hui simples avocats, ont aussi la bouche très grande, de même que Desmarest, etc., etc. J'ai observé la même particularité chez les principaux avocats des départements. J'ai la conviction qu'on peut reconnaître un individu qui exerce avec talent, et depuis quelques années, la profession d'avocat, à la dimension de l'ouverture buccale : tous les orateurs du barreau se ressemblent sur ce point, et il est impossible de se tromper, même sur simple inspection d'un dessin, d'un croquis. On doit reconnaître un avocat à sa grande bouche, aussi facilement qu'on reconnaît une danseuse à ses gros mollets, un portefaix à ses énormes épaules, un lutteur à ses bras musclés comme ceux d'Hercule.

Ceci s'applique aussi aux magistrats qui ont tous débuté par la carrière d'avocat. Vous reconnaîtrez un président de cour, un procureur impérial, un juge parmi cent autres individus de diverses professions. La bouche est un des signes les plus caractéristiques de la physionomie humaine, et les professions exercent sur cet organe une action incessante.

Voyez un portrait de M. Dupin aîné, aujourd'hui procureur général à la Cour de cassation ; cette bouche qui, certes, n'est pas très finement dessinée, ces traits heurtés, cet ensemble de physionomie narquoise et vigoureuse, révèlent un grand et illustre parleur, un avocat célèbre, et, de plus, un orateur parlementaire, l'homme qui fut le compagnon de tribune de Foy, de Benjamin Constant, de Casimir Périer.

Même type chez M. Troplong, président du Sénat, et chez M. Chaix-d'Est-Ange.

La Bouche des journalistes. — Voici un type tout nouveau, car il n'existait pas avant 1789 ; mais il s'est tellement développé depuis le commencement de ce siècle, qu'il doit, certes, figurer, à plus d'un titre, dans le petit musée de la buccognomonie.

Les journalistes, je ne parle que de ceux qui exercent sérieusement cette profession, n'ont pas, comme les avocats, un type buccal qui leur soit particulier, probablement parce qu'ils ne forment pas, comme eux, une corporation, et qu'il ne leur est jamais venu à l'idée d'élire un bâtonnier quelconque. Le journaliste est comme le soldat, il campe au milieu de la société moderne. Aussi, n'ai-je pu, malgré le vif désir de faire une découverte buccale, n'ai-je pu réunir les éléments d'un type général pour les journalistes ; ils ont pourtant une physionomie particulière, mais c'est dans l'ensemble et non spécialement sur la bouche qu'il faut chercher le caractère.

Il y a des journalistes un peu avocats, et qui ont la bouche grande.

Il y a des journalistes médecins, et qui présentent par conséquent le type de cette profession, etc., etc.

Les gens de presse proprement dits ont la bouche moyenne ; l'enthousiasme, le dédain, la raillerie, le doute, effleurent leurs lèvres sans s'y arrêter. Comme ils connaissent autant de secrets qu'un confesseur de jolies dévotes, comme ils ont constaté bien des tergiversations et des défaillances ; enfin, comme ils savent parfaitement ce que valent les hommes les plus renommés, ils

ont le sourire un peu narquois, mais pourtant bien-
veillant.

Continuellement assaillis par un public qui se renou-
velle tous les jours, ils sont forcés d'être un peu diplomates et ont des *visages faits*, selon l'heureuse expression
du peintre Hogarth.

La Bouche des professeurs. — On dit que M. de Sal-
vandy, plaidant un jour la cause de l'Université contre les
jésuites avec beaucoup de chaleur, le vieux roi Louis-
Philippe lui répondit :

« Mais, comte, je ne vois pas trop la différence qu'il
» y a entre un universitaire et un jésuite ; il n'en existe
» que dans la longueur de l'habit. »

Le vieux roi disait vrai : il existe, en effet, beaucoup
de rapport entre la bouche universitaire et la bouche
cléricale ; il y a seulement cette différence, que les professeurs, habitués à parler avec autorité à leurs élèves,
ont la lèvre supérieure fortement prononcée : que le
type buccal soit bien dessiné ou non, tous les professeurs se ressemblent, et ont les physionomies pour ainsi
dire calquées les unes sur les autres.

La Bouche chez les professions manuelles. — Parmi
les professions dites manuelles, il en est qui exercent
les facultés intellectuelles beaucoup plus que les autres.

De ce nombre sont les typographes, les imprimeurs,
les dessinateurs, et en général toutes les catégories
d'artistes. Ces nombreuses catégories n'offrent rien de
très accentué en ce qui concerne l'organisation buccale.
Je citerai seulement les artistes et ouvriers qui travaillent à la loupe, tels que les bijoutiers, les graveurs, les

horlogers, etc., etc.; ils ont la lèvre supérieure très relevée du côté où ils tiennent la loupe.

La Bouche des artistes dramatiques. — « A la scène, dit Mlle Clairon dans ses *Mémoires*, tous les mouvements de l'âme doivent se lire sur la physionomie et principalement sur la bouche ; c'est par la physionomie seule que l'on peut définir la différence de l'ironie au persiflage. »

Mlle Clairon avait raison ; en effet, l'acteur se sert de deux langues : l'une parlée, qui se rend tout à fait dépendante de l'auteur dramatique ; l'autre, physiognomonique, qui lui appartient directement, par laquelle il obtient la partie la plus brillante de son succès et de sa gloire.

Ceci rentre dans la catégorie des *bouches faites :* les plus grands acteurs prennent, à la scène, des habitudes dont il ne leur est guère facile de se défaire dans la vie ordinaire.

Au commencement de ce chapitre, j'ai parlé, en général, de l'influence des professions sur la bouche. Entrer dans de plus longs détails, ce serait entreprendre la nomenclature d'innombrables spécialités dont les silhouettes buccognomoniques ne présenteraient rien de bien saillant.

CHAPITRE II

—

Lorsque la belle, l'incomparable Hélène, dont les charmes furent la cause de la ruine de Troye, sortait du palais du roi Priam et se promenait dans les rues de la ville, les vieillards se levaient en signe d'admiration pour sa beauté. C'est le poëte Homère qui mentionne ce fait extraordinaire dans l'*Iliade*; les vieux Troyens ne voyaient plus, dans la femme enlevée à Ménélas, le mauvais génie de leur patrie, ils subissaient l'influence irrésistible de cet ensemble qui constitue la beauté; ils croyaient contempler une des déesses de l'Olympe, et ils excusaient en quelque sorte la folle entreprise de Pâris.

Je comprends fort bien l'enthousiasme chevaleresque de ces vieillards, et au moment d'écrire ce chapitre sur la bouche de la femme, je m'arrête saisi d'admiration, enchanté, émerveillé, ravi devant les splendeurs presque divines que j'ai à dépeindre. J'ai peur de ne pas trouver de termes assez significatifs pour exprimer ma pensée, pour révéler toutes les réflexions que j'ai faites, toutes les observations que j'ai recueillies sur ce sujet si intéressant, et jusqu'à ce jour trop négligé.

Combien d'ouvrages n'a-t-on pas écrit sur la femme ! ils suffiraient pour former une bibliothèque. Les poëtes ont chanté les filles d'Ève dans toute les langues et dans tous les rhythmes. Les philosophes, les moralistes moroses les ont beaucoup critiquées; on a exagéré leursdéfauts, on leur a même donné des vices. Mais elles n'en ont pas moins conservé leur empire, et aujourd'hui, comme au temps du paradis terrestre, l'homme est toujours *Adam* et la femme est bien restée *Ève*.

Remplissons courageusement notre tâche, parlons de la bouche de la femme : on ne doit pas s'attendre à trouver dans ce chapitre des silhouettes poétisées, des aperçus érotiques ; je laisse aux poëtes le soin de célébrer les merveilles de la femme, ils s'en acquittent fort bien ; je laisse aux physiologistes les appréciations qui sont de leur ressort. En ma qualité de buccognomoniste, je ne dois m'occuper que des signes révélateurs.

La bouche est sans contredit, de toutes les parties du visage de la femme, celle qui se montre avec le plus de grâce et d'expression.

Elle doit être petite et ne pas s'étendre beaucoup au delà des narines.

Une parfaite conformation exige aussi que la lèvre inférieure soit plus forte.

La courbure de la lèvre supérieure a servi de modèle aux anciens artistes pour l'arc de l'amour.

Dans la Vénus de Médicis, les lèvres sont demi-closes, afin d'exprimer le désir et la volupté.

De grosses lèvres et une grande bouche sont très contraires à la beauté chez une femme ; elles expriment des appétits grossiers, et qui se rapportent moins à la vie intellectuelle qu'à la vie de nutrition.

« J'observe la bouche, dit un écrivain déjà cité ; que d'expression, surtout dans le contour des lèvres d'une femme ! »

C'est surtout chez les femmes que le menton doit s'arrondir. La pointe par trop saillante décèle une fermeté, une roideur de caractère que l'on n'aime pas à trouver dans le beau sexe.

Les dents forment un des principaux éléments de la beauté féminine.

Pour la femme, dit Menville de Ponsan (1), cet instrument de nutrition est aussi nécessaire à la beauté qu'à la santé ; elle court risque d'affaiblir sa constitution pour avoir négligé de soigner ses dents, et cela, parce que si les dents sont mauvaises, elles rendent la digestion pénible ; elles sont encore indispensables pour la formation de la voix, l'articulation des mots.

« Il ne suffit pas, dit Diderot, de parler des femmes et d'en parler bien ; qu'on les mette sous nos yeux comme autant de thermomètres des moindres vicissitudes des mœurs et des usages. En effet, quels objets charmeront davantage et se montreront avec plus d'expression dans le tableau des variétés de l'espèce humaine, que les formes diverses des femmes, leur degré de beauté, les sentiments qu'elles inspirent, et les nombreuses différences que présentent leurs relations avec l'autre sexe qui les opprime ou les adore !

Certes l'histoire des variétés de la femme dans les différentes parties du globe et dans les différents siècles, offrirait un puissant intérêt : on la trouverait laide,

_____

(1) *Histoire philosophique et médicale de la France*, tome 1er

hideuse dans les régions boréales ; belle , mais d'une beauté relative et locale en Chine, dans l'Inde et dans la Malaisie.

Quelle est donc la patrie réelle de la beauté ?—Grande question, que nous n'essaierons pas de résoudre.— Nous dirons seulement que la beauté féminine exige un climat tempéré. Fleur délicate, elle ne se développe point si le froid est extrême, et se flétrit aussitôt qu'elle se trouve sous l'influence d'une chaleur excessive.

Dans le mahométisme, la femme est la récompense des élus...

C'est une ingénieuse et grande idée que celle des Talmudites, qui enseignent que l'homme fut créé androgyne, mais qu'ensuite le Créateur le divisa en deux parts qui tendent sans cesse à se rejoindre.

C'est aussi une belle pensée que celle qui vint à l'esprit de Milton, le chantre du *Paradis perdu*, lorsqu'il met dans la bouche du premier homme ces paroles si tendres et si touchantes, adressées à la mère du genre humain :

« Retourne, belle Ève... Sais-tu qui tu fuis ? Tu es la
» chair et les os de celui que tu évites. Pour te donner
» l'être, j'ai puisé dans mon flanc la vie le plus près de
» mon cœur, afin de t'avoir ensuite continuellement à
» mon côté, ô moitié de mon âme ! je te cherche ; ton
» autre moitié te réclame. »

Les femmes dont la beauté est une promesse de bonheur, d'après J.-J. Rousseau, sont la plus belle moitié du monde, sont plus aimables que les hommes, plus jolies, plus sensibles, plus estimables ; tous les torts que nous leur reprochons ne font pas autant de mal qu'un seul de nos défauts.

Le philosophe de Genève se montre un peu trop

indulgent envers la femme, et trop partial envers l'homme ; mais au fond, il a raison de s'exprimer ainsi, puisque les femmes sont plus estimables que le sexe dominateur.

En général, les femmes, dit M. Moreau de la Sarthe, sont beaucoup plus délicates, plus tendres, plus faciles à former et à conduire que les hommes ; tous leurs organes sont subtils, flexibles, faciles à émouvoir et à blesser.

L'homme pense et la femme sent : la force de l'un consiste dans la réflexion ; la force de l'autre, dans le sentiment.

Irritables par constitution, peu accoutumées à penser, à raisonner, à discerner, elles deviennent aisément fanatiques ; chez elles, l'amour le plus ardent n'est pas à l'abri de l'inconstance ; leur haine, au contraire, est presque toujours implacable.

La constitution de l'homme est plus solide, celle de la femme plus molle.

L'homme marche d'un pas ferme, la femme pose ses pieds avec défiance.

Les lignes physionomiques de l'homme sont proéminentes, celles de la femme rentrent davantage.

Les traits de l'homme sont plus angulaires, ceux de la femme plus arrondis.

Les femmes ont beaucoup plus que les hommes de physionomie en mouvement, et beaucoup moins de physionomie en repos, dit M. Moreau de la Sarthe.

Lorsque les femmes, en avançant en âge, voient disparaître, avec leurs charmes, quelques caractères de leur sexe, leur physionomie se développe ; ce qui est perdu en beauté, se gagne en expression permanente.

La femme est femme dans le son de sa voix, dans la

manière de se nourrir, de respirer, et même dans le mode de sa transpiration moins active, et qui produit une *odeur presque spécifique*.

Ce dernier caractère n'échappe point à l'odorat subtil et exercé des sauvages.

Le navigateur Bougainville rapporte un exemple de cette perspicacité. Il avait à son bord une jeune femme habillée en homme, et dont le déguisement ne fut pas même soupçonné, pendant plusieurs mois, par les gens de son équipage ; arrivé au milieu d'une peuplade d'Amérique, quelle ne fut pas sa surprise de voir les sauvages s'attacher à l'individu déguisé, le flairer et le reconnaître aussitôt de cette manière !

Dans les grands hôpitaux il est très facile de deviner le caractère du sexe ; les personnes qui ont fréquenté les hospices savent très bien que l'on reconnaît à l'odeur les salles d'hommes et les salles de femmes.

—

Voici quelques observations buccognomoniques :

Voulez-vous savoir si une femme est jalouse, envieuse ?... Observez bien le profil, et surtout le mouvement de la lèvre inférieure : si on parle d'une rivale en amour, en coquetterie, en splendeurs, en luxe, vous verrez ses narines se dilater et la lèvre supérieure enclaver la lèvre inférieure.

—

Un front perpendiculaire, très haut ou très court ; un petit nez court et pointu avec de larges narines ; des dents inférieures avançant sous les dents supérieures, indiquent chez la femme un caractère dur et opiniâtre.

Si une femme, dit Hammer, a coutume de s'avancer avec une précipitation dédaigneuse vers les personnes qu'elle visite ou qui la visitent, il faut se méfier, se tenir en garde contre les grâces de son esprit.

———

Comparez cette démarche aux mouvements brusques et irréguliers de ses lèvres, et vous resterez convaincu qu'elle manque tout à fait de franchise, qu'elle est dure, très égoïste.

Il vous est arrivé ou il vous arrivera de rencontrer dans le grand monde des femmes qui savent, à leur gré, tendre et détendre leur bouche, et la tenir pour ainsi dire en bride au moment où votre regard se fixe sur elles ; ces contractions buccales, qui se produisent ainsi à volonté, indiquent un caractère très léger et dénué de franchise.

La femme ambitieuse, orgueilleuse et portée à la galanterie, a ordinairement les joues très colorées, le nez arqué ; sa bouche est d'une mobilité extrême, si c'est l'ambition et l'orgueil qui dominent ; la lèvre supérieure et proéminente, comme pour exprimer le dédain : si c'est la galanterie, les yeux sont *roulants* et les deux lèvres s'avancent en se contractant à l'extrémité.

J'ai consacré un chapitre à la bouche de la femme, non pas pour traiter à fond ce sujet inépuisable : loin de moi une pareille ambition ; mais j'ai cru que je devais une attention particulière à cette partie de la physiologie buccale. En effet, sur la bouche de certaines femmes il y a quelque chose de si grand, de si noble, de si gracieux, surtout dans le sourire, qu'elles commandent le respect aussitôt qu'on les aperçoit, et qu'on peut apprécier la sérénité presque céleste de leur physionomie.

Chez la femme plus que chez l'homme, la couleur de

la peau, ou pour mieux dire le teint, est une indication des plus utiles, des plus fréquentes et des plus sûres. Si le teint est vif et vermeil, la complexion est sanguine et par conséquent très irritable; le teint pâle et jaunâtre indique un tempérament bilieux.

Les cheveux de la femme fournissent aussi de très bonnes indications; en effet, d'après les assertions des principaux physiognomonistes, des cheveux rudes comme des crins indiquent un caractère peu sensible, de l'audace, même du courage. Charlotte Corday, qui assassina Marat, avait les cheveux très rudes et très abondants.

A des cheveux fins, mous et presque toujours blonds, vous reconnaîtrez un caractère faible, timide, mais très affectueux.

Mais gardons-nous de soulever ici l'éternel débat entre la brune et la blonde; la cause n'est encore ni entendue ni jugée, et très probablement ceux qui viendront après nous hésiteront à se prononcer.

Il faut aussi tenir compte du mouvement corporel en étudiant la femme, au point de vue buccognomonique. En effet, si le mouvement est vif, il dénote un tempérament actif, impétueux; s'il est lent, soyez sûr qu'il y a mollesse, faiblesse ou apathie.

Et la voix, ne joue-t-elle pas un rôle immense dans l'étude physiognomonique de la femme?...

Il existe entre la voix de l'homme et celle de la femme la même différence qu'entre leurs physionomies prises dans leur ensemble. La voix de l'homme est plus rude, plus grave; celle de la femme, plus douce, infiniment plus harmonieuse et surtout plus aiguë. Si une femme, en vous parlant, fait entendre des sons graves comme ceux de l'homme, méfiez-vous, car il y a chez elle un vice de conformation qui révèle de grandes passions. Toute femme qui a la voix extrêmement forte, a un caractère presque viril, et comme elle s'éloigne pour ainsi dire de son sexe ; elle n'a aucune de ses qualités.

La femme, dans sa conformation normale, doit avoir la bouche plutôt petite que grande, et la voix plutôt aiguë que grave, la *voix soprano*, comme on dit en langage de théâtre.

Dans le chapitre consacré à la buccognomonie des passions, j'ai indiqué à quels signes on peut reconnaître les diverses affections de l'âme, chez la femme aussi bien que chez l'homme.

Ce que j'ai dit plus haut des tempéraments et des nationalités s'applique également aux deux sexes.

J'aurais beaucoup à dire sur la coquetterie, sur la jalousie et sur quelques autres passions particulières à la femme : mais dans un ouvrage de physiologie comparée, on doit négliger les exceptions, les cas accidentels, et ne chercher d'autre base que celle des généralités.

D'ailleurs, la Bible dit que le cœur de la femme est un *puits sans fond*, un océan mystérieux ; ne nous aventurons pas trop, et souvenons-nous de ce conte populaire de la vieille Angleterre :

« Lady Godiva de Coventry (1) était la plus belle châ-
» telaine du pays de Galles ; cette beauté incomparable
» avait, dit-on, la manie bizarre de monter nue sur un
» beau coursier qu'elle faisait caracoler dans la grande
» cour de son manoir, après avoir ordonné de fermer
» toutes les fenêtres.

» Or, pendant que Godiva se livrait aux plaisirs de l'é-
» quitation, le fils d'un fermier du voisinage, nommé

(1) Kuttner, *Fragments pour servir à la connaissance de l'Angleterre.*

» Thomas, et, de plus, très beau garçon, poussé par une
» curiosité irrésistible, entr'ouvrit un jour les volets
» d'une fenêtre, transgressant ainsi les ordres de la fière
» châtelaine.

» Vous croyez, ajoute Kuttner, que le beau Thomas vit
» la belle Godiva ?... Hélas... non... En effet, aussitôt
» une fée le frappa de sa baguette, et le priva à l'instant
» même de la vue. »

La seule conclusion à tirer de cette vieille chronique anglaise, tant soit peu renouvelée de la mésaventure de Lycaon, changé en cerf par la chaste Diane, la seule conclusion, disons-nous, c'est qu'il y a chez la femme des mystères qui doivent être respectés.

Soyons donc discrets, si nous voulons conserver nos deux yeux, et passons aux *Bouches historiques*.

CHAPITRE III

—

LES BOUCHES HISTORIQUES

Faire l'histoire, non-seulement des peuples, mais encore des individus d'après les signes caractéristiques et révélateurs de la bouche, serait une tentative qui aurait les plus importants résultats pour le perfectionnement de la physiologie, et surtout de la physiognomonie. Or, une entreprise aussi vaste, aussi compliquée, ne peut entrer dans le cadre restreint que nous nous sommes tracé.

Il nous faut donc rester dans les limites du plan de notre ouvrage, après avoir indiqué aux physiologistes, aux naturalistes, aux artistes, aux peintres principalement, l'influence de la conformation buccale sur la destinée de chaque individu, et par conséquent sur celle des plus grands peuples.

Raphaël ayant à peindre la *Galatée*, qu'on a longtemps admirée dans le palais Farnèse, écrivait au comte de Castiglione son ami :

« Pour choisir une belle femme, il faudrait en avoir
» vu de plus belles ; or, rien n'étant si rare que les

» belles femmes, je me suis servi des idées que mon ima-
» gination m'a inspirées. »

Le Guide, occupé de son tableau de l'Archange, tient à peu près le même langage que Raphaël, dans une lettre adressée à un prélat de Rome :

« C'est parmi les beautés du paradis, c'est dans le ciel
» même que j'aurais voulu choisir le modèle de ma
» figure ; mais il n'a pas tenu à moi de prendre un vol
» aussi élevé, et j'ai cherché en vain sur la terre une
» forme qui pût satisfaire mon imagination. »

Le célèbre Campanella, auteur de la *Cité du Soleil*, ne s'était pas borné à faire des observations très curieuses sur les traits du visage : il possédait de plus, au suprême degré, l'art d'en contrefaire les plus frappants. Voulait-il approfondir le caractère de ceux avec qui il était en relation, il en imitait le plus exactement qu'il pouvait la physionomie, les gestes et toute l'attitude : puis il étudiait soigneusement la disposition d'esprit dans laquelle cette imitation l'avait placé ; de cette manière, il était en état de pénétrer les sentiments et les pensées d'un autre, aussi parfaitement que s'il avait pris la place et la forme de celui-ci.

Burke, dans ses *Recherches philosophiques sur le sublime et le beau*, s'exprime en ces termes :

« J'ai souvent expérimenté moi-même qu'en imitant
» les traits et les gestes d'un homme colère ou doux,
» hardi ou timide, je sens en moi un penchant involon-
» taire à la passion dont je tâche d'emprunter les traits
» extérieurs. Bien plus, je suis convaincu que la chose
» est presque inimitable, quand même on s'efforcerait
» d'abstraire la passion des gestes qui lui sont pro-
» pres. »

Qui pourra jamais dire en quoi et comment l'organisation d'un imbécile diffère de celle d'un homme d'esprit ? s'écrie le même Burke.

L'étude de la bouche, répondrons-nous ;

La bouche humaine, qui révèle tant de secrets à l'observateur, au physiognomoniste, au philosophe. Il nous suffira d'esquisser, d'après les grands peintres, quelques silhouettes buccognomoniques.

La Bouche du Christ. — « Si l'antiquité, s'écrie Lavater, nous avait transmis un profil exact de Jésus-Christ, cette image serait bien chère à nos cœurs; on y retrouverait le caractère de l'Evangile, et cette preuve parlerait bien plus à notre esprit que les versions les plus fidèles, que les manuscrits réputés originaux. »

Malheureusement, aucune des nombreuses têtes que nous avons n'est digne d'être l'*idéal* du Christ. Les bouches sont trop charnues, ce qui leur donne un air indolent, embarrassé et disgracieux; de plus, il y a des disproportions entre le nez beaucoup trop long et le front beaucoup trop étroit.

Raphaël lui-même n'est pas plus heureux dans ses têtes du Christ ; nous en dirons autant des portraits de la Vierge Marie ; la buccognomonie n'a rien à voir ni à apprendre dans ces peintures où la réalité disparaît devant la fantaisie.

C'est que pour peindre la bouche du Christ, cette bouche divine d'où sont tombées, comme une rosée céleste, les premières paroles de fraternité, de liberté ; pour peindre cette bouche, qui sera dans tous les temps l'oracle vénéré de l'humanité régénérée au nom de la loi nouvelle, il faudrait être initié aux mystères du ciel.

Nous ne parlerons pas des statues, des bustes de l'antiquité grecque et de la vieille Rome : ces temps sont si éloignés de nous qu'il n'y a aucun intérêt à connaître la conformation buccale de tel ou tel personnage illustre. Qui n'a vu d'ailleurs l'Apollon du Belvédère, la Vénus de Milo, les deux types de la beauté chez les Grecs, et les bustes des Césars, reproduction plus ou moins fidèle des anciens maîtres du monde ? Pour ces derniers, la bouche est presque uniforme : lèvres hermétiquement fermées, ordinairement minces, rarement épaisses, et portant l'empreinte pour ainsi dire stéréotypée de la dissimulation.

Pendant la longue et ténébreuse période du moyen âge, ni portraits ni bustes à étudier ; les groupes grotesques et bizarres qu'on voit dans nos vieilles cathédrales témoignent de l'extrême naïveté de l'art pendant le temps d'arrêt de la civilisation. Il y aurait peut-être une étude à faire sur certaines figures grimaçantes, caricatures sculptées par de malicieux artistes, aujourd'hui inconnus, qui se vengeaient de leurs oppresseurs en les ridiculisant aux yeux de la dernière postérité. Notre-Dame de Paris nous offrirait des types très nombreux au point de vue buccognomonique ; mais comme nous ne voulons pas faire ici un cours d'archéologie artistique, nous arrivons, d'un trait, à l'époque de la Renaissance.

Il s'opère un revirement complet dans les travaux de l'esprit humain ; la nouvelle étoile qui doit guider les nouveaux mages vers le berceau de la civilisation luit au ciel : suivons sa trace lumineuse.

Bouche du Dante. — Nous voici devant le chantre de l'*Enfer* et du *Paradis*, devant l'Homère de la poésie chrétienne. Les portraits de l'immortel gibelin, peints par son ami le Giotto, nous révèlent les qualités et les défauts de ce grand génie.

Il y a dans l'ensemble de la conformation buccale de la fierté, de l'ironie, de la colère ; les lèvres semblent collées l'une à l'autre, comme si elles voulaient enlacer dans une étreinte convulsive toute une génération abhorrée. Qu'on étudie bien la bouche du Dante, et on y trouvera le type du proscrit et du conspirateur. Cette bouche serait presque hideuse, si elle ne recevait des hauteurs frontales une sorte de rayonnement céleste.

La Bouche du Tasse. — Que de grâces, que d'abandon dans la bouche du chantre de la *Jérusalem délivrée*, et même quels signes très marqués de tristesse et d'amertume ! La lèvre supérieure du Tasse est proéminente et indique une passion contrariée ; le sourire semble effleurer parfois cette bouche aux paroles si douces, si harmonieuses, mais il est empreint d'une profonde mélancolie. La lèvre inférieure se contracte aux deux extrémités, signe évident d'une imagination par trop exaltée. A la langueur des yeux on reconnaît le poëte qui a chanté les amours de Renaud et d'Armide ; aux contours de la bouche, on devine l'amant malheureux de la duchesse de Ferrare.

La Bouche de l'Arioste. — Quelle sensualité, quelle insouciance et quelle gaieté n'admire-t-on pas dans la bouche de ce poëte, dont l'imagination joyeuse et vagabonde fit dire à un pape, au sujet du poëme *Roland furieux* :

« Où donc avez-vous trouvé toutes ces jolies bali» vernes, seigneur Arioste ? »

Les lèvres sont grosses et fleuries, les joues très rebondies et colorées : l'Arioste était gourmand et un peu débauché.

La Bouche de Machiavel. — Voici le sphinx de la politique, mais un sphinx qui a révélé son formidable secret dans son *Traité du Prince*. La bouche tient à la fois des mâchoires du tigre et de la gueule allongée du renard. Mettez à côté l'une de l'autre les deux silhouettes buccales de Machiavel et de Talleyrand, et vous trouverez une très grande ressemblance. Il y a plus de fermeté chez Machiavel, plus de finesse chez Talleyrand.

Choisissons maintenant deux types principaux parmi les plus grands peintres de l'Italie.

Bouche de Michel-Ange. — Winckelmann a dit avec raison :

« Michel-Ange est à Raphaël ce que Thucydide est à » Xénophon. »

Il aurait pu ajouter :

« La physionomie de Michel-Ange est à celle de Ra-» phaël ce que la tête d'un taureau vigoureux est à celle » d'un cheval de bonne race. »

Appliquant ceci spécialement à la bouche, je dirai que les lèvres seules de Michel-Ange suffisent pour indiquer la fierté de son génie et son caractère indomptable. Il y a dans sa conformation buccale quelque chose du Jupiter olympien de Phidias. La majesté y prédomine ; la grâce et le sourire n'ont jamais effleuré les lèvres dessinées comme deux étaux. L'ensemble de la bouche indique un orgueil suprême et un caractère despotique.

La Bouche de Raphael. — Cette bouche a toute la grâce, tous les charmes de celle d'une jolie femme, et la noblesse presque divine de celle d'Apollon. La mélancolie passe sur ses lèvres, mais comme un nuage transparent ; le sourire est franc, bon, loyal, le regard est céleste. On dirait que Sanzio reflète sur sa noble et belle figure tous les rayons du ciel, où il va prendre l'idéal de ses admirables portraits.

Mais hâtons-nous de quitter l'Italie, même sans étudier la bouche de César Borgia, de Léon X, de Jules II, de Sixte-Quint et autres papes illustres. Leurs portraits sont trop connus, chacun de nos lecteurs pourra faire lui-même ses études et appréciations.

Laissons même Luther avec sa grande bouche allemande, qui a fait entendre le cri de guerre contre la papauté, ainsi que ses prédécesseurs Jean Huss et Jérôme de Prague.

La Bouche d'Érasme. — Nous devons une mention particulière à Érasme, le spirituel apologiste de la folie. Nous avons plusieurs de ses portraits par son ami Holbein, qui l'a représenté un large bonnet sur la tête.

Que de vérité dans la bouche doucement fermée ! On dirait que les lèvres sont toujours prêtes à laisser échapper un propos satyrique ; on y voit passer le sourire d'un observateur intelligent qui saisit les ridicules imperceptibles à tout autre qu'à lui.

En voyant le beau portrait par Holbein, on craint, pour ainsi dire, de toucher à la bouche ; la finesse de l'esprit qui l'anime semble s'exhaler de la lèvre supérieure ; une foule de pensées agréables viennent s'y concentrer, comme les couleurs dans le rayon.

Même type labial chez notre Michel Montaigne et chez notre Clément Marot.

Quant à maître Rabelais, sa bouche est moins fine,

moins régulière ; les lèvres sont un peu trop proéminentes et incorrectement dessinées. Mais que d'esprit,
que de malice sur ces deux protubérances charnues !
Quel mangeur infatigable et quel charmant conteur nous
révèlent les diverses parties de la bouche ! Oui, rien qu'à
voir cette bouche sans pareille dans le musée des lettres françaises, on devine l'auteur de *Gargantua* et de
Pentagruel.

LA BOUCHE DE FRANÇOIS Ier. — Le chef de la branche
des Valois inaugura en France la brillante période de la
Renaissance. La bouche de François d'Angoulême est
narquoise bien plus que noble ; ses grosses lèvres indiquent de fortes passions ; dans son sourire il y a un peu
de bonté, un peu d'abandon, mais beaucoup de méfiance
et de diplomatie ; on voit que François Ier avait fort à
faire pour lutter avec les perfidies de Henri VIII et de
Charles-Quint, ses deux implacables rivaux.

Son type buccal se reproduit avec des variétés peu
significatives chez tous les Valois jusqu'à Henri III, le
dernier de cette branche, et qui avait les lèvres minces,
la bouche pincée.

LA BOUCHE D'HENRI IV. — Voici le type buccal des races
méridionales avec ses diverses nuances. La bouche du
roi Henri, telle que nous la voyons dans les portraits de
l'époque, indique un grand courage et beaucoup de sensualité ; les lèvres sont épaisses et continuellement crispées par un sourire narquois. Ce souverain avait eu tant
de désillusions, non-seulement sur les hommes et les
choses, mais encore sur lui-même, que le scepticisme
devait dominer dans son esprit. Toutefois, dans l'ensemble de sa bouche, il y a une empreinte de bonhomie

qui justifie jusqu'à un certain point le titre de *bon roi Henri* qu'on donne au fils de Jeanne d'Albret, à l'ancien huguenot qui dit avec beaucoup plus d'esprit que de conscience :

« Paris vaut bien une messe. »

La Bouche de Louis XIII. — Dans les portraits de ce souverain, peints par les plus célèbres artistes de l'époque, on ne retrouve plus la physionomie mâle et si fortement accentuée d'Henri IV. Les lèvres sont grosses et l'inférieure pendante indique une faiblesse de caractère ; en même temps, une contraction, qu'on peut remarquer aux deux extrémités de la lèvre supérieure, dénote un caractère peu franc et même cruel ; n'a-t-il pas laissé assassiner le maréchal d'Ancre, n'a-t-il pas livré les protestants au cardinal de Richelieu, son tout puissant ministre ?...

La Bouche de Richelieu. — Ce célèbre cardinal-ministre est sans contredit une de nos physionomies politiques les plus accentuées, et la conformation de sa bouche révèle la profondeur, l'inflexibilité de son puissant génie. Les nombreux portraits que nous ont laissé les peintres les plus renommés, reproduisent avec un soin extrême cette partie si saillante de sa physionomie ; le menton, très prononcé, désigne une fermeté indomptable ; les lèvres, dessinées avec beaucoup de finesse, indiquent de grandes préoccupations ; il y a dans l'ensemble du profil un peu du renard et beaucoup du lion, c'est-à-dire de la ruse et de la force. Le sourire devait être glacial ou dédaigneux. Tout indique que Richelieu avait conservé ses dents ; on le voit clairement à la disposition des mâchoires.

16.

La Bouche de Louis XIV. — Nous avons plusieurs portraits de Louis XIV jeune et vieux. Dans sa jeunesse et même dans l'âge mûr, il est très beau, très majestueux. Le menton est fort, les mâchoires sont prononcées, mais régulièrement dessinées; le nez est très aquilin, comme chez les Bourbons; les lèvres sont grosses, rosées; la lèvre inférieure un peu proéminente, indique l'origine autrichienne, par Anne d'Autriche sa mère. L'ensemble de la bouche dénote un grand fond d'orgueil tempéré par la galanterie chevaleresque qui domina longtemps à la cour du roi-soleil.

Louis XIV vieux ne ressemble plus à l'amant de Mlle de La Vallière; il a perdu ses dents, et la bouche s'est modifiée disgracieusement, comme chez tous les vieillards. Les lèvres, un peu contractées, décèlent les profonds chagrins qu'il éprouva dans les dernières années de son règne.

Nous ne pouvons énumérer ici les grands hommes, les grandes dames et les milliers de jolies femmes qui illustrèrent et embellirent le séjour alors féerique de Versailles. Citons les principaux :

Turenne, Condé et Vauban ont la bouche du guerrier, telle que l'a décrite Aristote ; le ministre Colbert, qui fut l'effroi des solliciteurs et des solliciteuses, a dans la bouche quelque chose de tellement dur, de tellement disgracieux, qu'il ne faut pas s'étonner des épigrammes de Mme de Sévigné contre le surintendant des finances.

La bouche de Louvois révèle la cruauté; il y a quelque chose du tigre ; on y reconnaît le ministre qui, d'un trait de plume, fit incendier le Palatinat.

Lyonne, qui a tant illustré la diplomatie française, a une bouche empreinte d'une bonhomie apparente, et qui n'est au fond que l'astuce qui se cache. C'est le diplo-mate-type, une de ces *figures-faites* qui ne changent jamais.

Si vous passez près de la tour Saint-Jacques-la-Bou-cherie, arrêtez-vous un instant, et examinez la statue de Blaise Pascal, l'un des plus fiers génies et des plus grands écrivains du XVIIe siècle. Regardez bien cette figure osseuse et amaigrie par les longues veilles consa-crées à l'étude. Quelle noblesse et quelle sincérité! La bouche est régulière, la lèvre supérieure est proéminente, les muscles maxillaires sont contractés, et la conforma-tion buccale révèle dans son ensemble une des gloires les plus pures et les plus éclatantes de notre France.

La bouche de Pierre Corneille donne à sa physiono-mie une majesté calme, une fierté héroïque comme celle des Romains auxquels il prête un si beau lan-gage.

Sur la bouche de Racine il y a moins de grandeur, mais plus de suavité : les lèvres sont grosses, presque épanouies, et révèlent un grand penchant aux plaisirs des sens. Ne connaît-on pas son ardente passion pour la comédienne La Champmeslé?

La bouche de Boileau, avec ses lèvres minces et son sourire presque haineux, ne révèle-t-elle pas le sarcasme et la satire?

N'y a-t-il pas une ressemblance frappante entre la bouche de La Fontaine et celle de Rabelais? Lèvres grosses, un peu arrondies sur le devant, menton charnu avec fossette, sourire bon, mais un peu narquois; tout cela indique que le bonhomme n'était pas aussi simple que l'ont dit ses biographes; La Fontaine fut d'ailleurs le favori des dames à une époque où la galanterie passa de la cour à toutes les classes de la société.

La Bouche de Molière. — Le plus grand des poëtes comiques des temps anciens et modernes avait une physionomie qui paraissait un peu commune au premier aspect. Mais, après l'avoir considérée bien attentivement, on y découvrait l'extrême finesse qui se reflète dans ses chefs-d'œuvre. Les portraits du temps, notamment ceux peints par Mignard, ami de l'immortel auteur du *Tartufe* et du *Misanthrope*, nous ont transmis la physionomie de ce grand homme, et c'est principalement la bouche qui attire l'attention du physiologiste.

Cette bouche, très grande, n'est ni disgracieuse, ni très belle ; les lèvres, très grosses, dénotent une grande bonté d'âme, une activité infatigable ; la lèvre supérieure, légèrement contractée, indique l'ironie du comédien philosophe, le *vis comica* dont parle le poëte Horace ; l'ouverture buccale est d'une régularité parfaite ; le menton est fort et recèle une grande volonté ; il y a dans l'ensemble une mobilité extraordinaire ; on ne doit pas être surpris de lire dans les auteurs contemporains que Molière jouait dans ses pièces avec autant de talent qu'il en mettait à les composer. Il avait cela de commun avec le grand William Shakespeare, qui fut aussi auteur et acteur.

Nous ne parlerons pas de Bossuet, de Fénelon, de Fléchier, ni des célèbres jésuites du règne de Louis XIV. Leur conformation buccale fait partie des physionomies sacerdotales dont nous avons déjà esquissé quelques silhouettes.

La Bouche du régent Philippe d'Orléans. — Après la mort de Louis, surnommé le Grand, Philippe d'Orléans gouverna la France, en qualité de régent, pendant la minorité de Louis XV.

On a beaucoup écrit sur *le Régent*, et les anecdotes plus ou moins scandaleuses abondent. Mais peu nous importent les récits des nouvellistes, des pamphlétaires; nous n'avons à nous occuper que de la bouche.

Eh bien! la physionomie du Régent, étudiée buccognomiquement, ne présente rien de défavorable : le menton est moyen ; les lèvres, un peu grosses, accusent un penchant à la sensualité. Le sourire est franc, mais audacieux et libertin ; le type bourbonien est moins prononcé dans la branche cadette ; les mâchoires, régulièrement dessinées et serrées l'une contre l'autre, indiquent non-seulement une grande fermeté, mais encore les pénibles préoccupations de l'homme chargé·du gouvernement d'un grand pays.

La bouche du cardinal Dubois, son ministre et le compère de ses plaisirs, a beaucoup de traits de ressemblance avec les faces grimaçantes et luxurieuses des satyres de la fable.

LA BOUCHE DE LOUIS XV. — Ce roi de France, représenté jeune, a une physionomie belle et très noble ; la bouche est irréprochable ; mais bientôt les joues se décolorent, les lèvres se tuméfient et deviennent pendantes ; entre l'amant couronné de Mlle de Châteauroux et le roi esclave des volontés de la Dubarry, il y a toute la différence qui existe entre l'adolescence et la vieillesse, entre le printemps et l'hiver de la vie humaine.

Dans les nombreux portraits de Louis XV, il est facile de remarquer que la bouche porte le double cachet de la bonté et de l'égoïsme, ou, pour mieux dire, de la faiblesse et de la personnalité.

LA BOUCHE DU DUC DE RICHELIEU. — L'heureux vainqueur de Port-Mahon, l'Alcibiade du xviiie siècle, plus célèbre par ses aventures romanesques que par ses faits d'armes, porte sur toute sa physionomie en général, et sur sa bouche en particulier, des indices qui révèlent ses nombreux défauts, ou plutôt ses vices et ses rares qualités.

Le menton est presque pointu ; il indique audace et fourberie ; les mâchoires sont larges ; elles révèlent un grand penchant à la gourmandise. Les lèvres sont disproportionnées, la supérieure enclavant presque l'inférieure ; leur épaisseur est l'indice du libertinage, et dans le sourire il y a beaucoup plus de froide ironie, de scepticisme, que de bonté et d'affabilité, bien que les mémoires du temps parlent, sous ce rapport, en termes très élogieux de ce fier conquérant de femmes qui couraient au devant des défaites.

L'organisation buccale du duc de Richelieu nous paraît résumer le sardanapalisme pommadé, musqué du règne de Louis XV, avec ses rubans, ses dentelles et ses velours.

La Bouche de Voltaire. — Voici le véritable roi du xviiie siècle, roi par l'esprit, roi par l'audace, roi par le pamphlet, roi par une bonté sans bornes, et roi par le sarcasme qui s'attaque à toutes les idoles, à tous les ridicules. Aussi voyez tous ses portraits : c'est bien la bouche d'un lutteur infatigable ; elle est presque d'une grandeur démesurée ; mais le sourire indéfinissable, parfois diabolique, parfois céleste, qui passe sur ses lèvres, imprime à toute la conformation buccale un cachet d'originalité, de finesse, d'énergie, de pétulance, qui vaut infiniment mieux qu'une régularité symétrique.

Il y a dans la bouche de Voltaire un trait caractéristique, qui le fera toujours reconnaître et que tous les peintres ont reproduit avec une fidélité scrupuleuse ; ce trait est à la lèvre inférieure, qui s'avance beaucoup et s'arrondit au milieu, de manière à former un petit demi-cercle au-dessous de la lèvre supérieure. Ce rond, du reste, très gracieux et d'une extrême finesse, est l'indice de l'ironie et de la malice. On retrouve ce type chez toutes les personnes dont l'esprit a une forte tendance à la causticité. On pourra étudier la bouche de Voltaire, avec ses nombreux signes révélateurs, sur la statue qui se trouve au péristyle de la Comédie française. C'est le chef-d'œuvre de Houdon, un de nos plus grands statuaires.

LA BOUCHE DE JEAN-JACQUES ROUSSEAU. — Cette bouche ne ressemble en rien à celle de Voltaire ; autant l'une révèle la gaieté, autant l'autre porte l'empreinte d'une sombre mélancolie.

L'ensemble de la physionomie de J.-J. Rousseau est régulier ; la bouche est bien dessinée, mais la bouffissure des lèvres dénote un tempérament bilieux et un caractère acariâtre. Vivant presque dans l'isolement et très souvent dans la pauvreté, le citoyen de Genève serait devenu misanthrope s'il ne l'avait pas été par tempérament et par nature. Il y a pourtant dans son sourire de l'abandon, de la bonté, et à la contraction de ses lèvres on reconnaît le philosophe aux méditations profondes et humanitaires ; on peut d'ailleurs lui appliquer ce que nous avons dit de la *bouche suisse*.

LA BOUCHE DE MONTESQUIEU. — Type gascon dans toute l'acception du mot ; bouche un peu fanfaronne et railleuse ; lèvres grosses et vermeilles, sourire aristocratique, tel est le portrait buccognomonique de l'auteur de l'*Esprit des lois* et des *Lettres persanes.*

La brillante et immortelle légion de grands esprits, de philosophes qui illustrèrent le règne de Louis XV nous fournirait encore de nombreux et riches sujets d'étude ; mais la moisson est tellement abondante que nous n'avons pas besoin de glaner.

La Bouche de Louis XVI. — Type bourbonien, un peu mélangé de saxon par la mère de ce souverain. La bouche de Louis XVI a un caractère tout particulier et parfaitement distinct de ses prédécesseurs ; les lèvres, fortement dessinées, mais avec peu de délicatesse, indiquent de la bonté, même de la bonhomie ; si la lèvre inférieure n'était pas un peu pendante, ce qui indique un tempérament lymphatique et faiblesse de caractère, l'ensemble de la conformation buccale présenterait une certaine majesté. Mais le caractère de la faiblesse, de l'indécision y domine ; de plus, les lèvres révèlent un penchant à la gourmandise ; du reste, Louis XVI était, comme tous les rois de la branche des Bourbons, très grand mangeur.

La Bouche de Marie-Antoinette. — Il y a au musée de Versailles trois portraits de Marie-Antoinette par Mme Lebrun. Quelle altière sénénité dans le premier ! Marie-Antoinette est enivrée des louanges des courtisans. Quelle inquiétude dans le second !... Marie-Antoinette entend déjà gronder le tonnerre de la révolution. Dans le troisième, la reine a vieili, et sa physionomie tourmentée indique des déchirements intérieurs.

Dans ces trois portraits, le type buccal reste le même ;

la lèvre inférieure est très proéminente comme celle de Marie-Thérèse et généralement de tous les princes de l'altière maison de Habsbourg. Il y a de la grâce, mais peu de bonté dans l'ensemble de la bouche de Marie-Antoinette. La contraction des muscles labiaux indique violent désir de domination et fierté indomptable.

Mais pourquoi chercher des types dans cette époque d'orages politiques? Dans ces périodes exceptionnelles, les hommes ne sont plus des hommes, ils sont des héros, des martyrs ou des scélérats. Nous n'étudierons donc pas les bouches révolutionnaires, parce que, pour bien apprécier cette partie de la physionomie, il faut la juger à l'état calme et normal ; or, les révolutions exaltent comme la fièvre, et les formes extérieures subissent de profondes modifications.

Les personnes qui désireront connaître buccognomoniquement les grandes figures de la Convention, le pourront aisément au musée de Versailles, où elles trouveront les principaux personnages de cette assemblée dans le grand tableau de la *Procession des états généraux*, et surtout dans celui du *Serment du Jeu-de-Paume*. En s'aidant des principes buccognomoniques posés par nous, elles jugeront fort bien, si l'organisation buccale révèle ou non les vertus ou les vices des hommes célèbres dans l'histoire.

Nous voici donc au commencement de notre siècle, et au milieu de la grande épopée impériale. Ici, comme à l'époque de la Convention, les types sont si nombreux qu'il faudrait un livre spécial pour en contenir la simple nomenclature.

D'ailleurs, nous avons hâte d'arriver au chapitre que nous destinons aux bouches contemporaines ; l'étude que nous venons de faire est destinée principalement aux peintres, aux statuaires, aux sculpteurs ; or, nous avons l'intention d'écrire un peu pour tout le monde, et ce que nous devons principalement chercher à connaître, c'est l'organisation buccale des personnes avec lesquelles nous pouvons lier telles ou telles relations.

CHAPITRE IV

—

Dans ce chapitre nous ne nous occuperons ni de souverains, rois ou empereurs, ni des hommes d'état, ministres, diplomates et ambassadeurs ; ces personnages, vivant presque habituellement dans les plus hautes sphères de la politique, se trouvent dans l'obligation de se composer une physionomie particulière et où dominent la froideur, l'impassibilité ; ils ont par conséquent des *bouches faites*, ainsi que nous l'avons déjà constaté d'après Hogarth, des bouches qui perdent insensiblement leur type primitif. Or, c'est le naturel, c'est le caractère, c'est le tempérament , et par conséquent les dispositions bonnes ou mauvaises des individus, que nous voulons étudier et découvrir dans la conformation et les mouvements de la bouche. Nous allons donc nous restreindre aux célébrités artistiques de notre temps.

Le célèbre dessinateur-photographe Nadar a réuni dans un grand tableau, par le procédé qu'il a beaucoup perfectionné, plus de deux cents caricatures des célébrités contemporaines ; nous disons *célébrités*, et pourtant dans ce *panthéon* nous remarquons certaines personnes fort peu connues, et qui doivent se trouver fort étonnées de se voir immortalisées de leur vivant. Ou Nadar s'est trompé, ou il a cédé aux obsessions de vanité mal justifiées : dans les deux cas, il y a faute, très grande faute, et il doit la réparer.

L'idée de son *panthéon* lui a-t-elle été suggérée par les grands tableaux où Hogarth a réuni plusieurs centaines de types populaires et grotesques ? Nous l'ignorons ; d'ailleurs peu importe : l'idée est bonne, bien exécutée, et nous allons suivre à peu près sa nomenclature.

La Bouche de George Sand. — Dans le *panthéon-Nadar*, le buste de George Sand figure sur un socle, au-dessus des médaillons de Balzac et de Frédéric Soulié. C'est une galanterie du photographe, et nous ne pouvons que l'en féliciter.

La physionomie de George Sand révèle l'immense talent dont elle fait preuve depuis plus de trente années : le front a une ampleur olympienne , l'œil est profondément rêveur ; mais le bas du visage a un caractère beaucoup moins distingué. Le menton, moyen et très charnu, indique sensualité ; les lèvres sont grosses, bien dessinées, mais modifiées à chaque instant par des contractions, ce qui indique, d'après tous les physiognomonistes, un caractère très passionné.

Il s'est accrédité dans le public que George Sand a les allures, les habitudes d'un homme : rien de plus faux ; George Sand est on ne peut plus femme. Dans sa jeunesse et dans les premiers temps de sa gloire, sa belle chevelure, son nez rosé, son bon sourire, lui donnaient toutes les apparences d'une personne fort timide et très réservée.

Aujourd'hui, les années et l'embonpoint ont donné à sa physionomie un tout autre caractère : on dirait que sa bouche porte l'empreinte de toutes les passions des héros et des héroïnes de ses romans.

George Sand a le front de Corinne et la bouche de Sapho.

La Bouche de Balzac. — Ce célèbre romancier mort à la peine, cet Homère de la bourgeoisie moderne, ce créateur du réalisme littéraire, dont on a fait depuis un si déplorable abus, avait la physionomie d'un moine du xvime siècle ; aussi se fit-il représenter en costume de bénédictin.

La bouche de Balzac, avec ses grosses lèvres, révélait au premier aspect une bonhomie presque naïve : mais après un second examen on y découvrait une finesse d'observation qui nous a valu la *Comédie humaine* et les plus curieuses révélations sur les mœurs de la première moitié de ce siècle. Rien de mieux articulé que sa lèvre supérieure à l'endroit où elle fermait la bouche ; rien de plus caractéristique que la manière dont cette bouche se fermait.

La Bouche de Victor Hugo. — Ce grand poëte a aujourd'hui soixante ans accomplis ; n'a-t-il pas dit lui-même :

> Mon siècle avait deux ans, Rome remplaçait Sparte,
> Déjà Napoléon perçait sous Bonaparte...

On a pu voir, il y a quelque temps, un portrait photographié de Victor Hugo, avec toute la barbe à moitié blanche. Ce n'est pas sur ce portrait, mais sur un autre qui le représente à l'âge de quarante ans, que nous allons apprécier sa bouche.

La lèvre supérieure, doucement suspendue sur l'inférieure, et débordant cette dernière, indique un grand fonds de bonté, et la bouche bien close, sans la moindre affectation, est un signe non équivoque de courage et de fermeté. Il y a dans le profil buccal une grande ressemblance avec Byron ; ces deux grands poètes n'ont-ils pas, l'un après l'autre, révolutionné la langue et la littérature de l'Angleterre et de la France ? Dans la bouche de Byron, comme dans celle de Victor Hugo, il y a de l'audace et beaucoup de fierté.

La Bouche de Lamartine. — Les personnes qui ont vu la Restauration vous diront que M. de Lamartine, à l'époque où parurent ses premières *Méditations*, était un beau garde du corps dont la présence dans un salon faisait pâmer les jeunes précieuses qui sont aujourd'hui grand'mères. L'illustre poëte a subi, comme le vulgaire des humains, la fatale influence des années. Cependant, il a conservé son type aristocratique, et, en le voyant passer, on devine un homme qui sent et qui comprend l'importance des rôles si variés qu'il a remplis dans la littérature et dans la politique.

La bouche de M. de Lamartine est correcte comme un camée antique ; mais les lèvres sont minces et très mobiles, ce qui indique en physiognomonie un caractère indécis, peu de fixité dans les idées. Le front est caractéristique, un peu penché en arrière, la peau en est douce et mobile et dépourvue de sillons ; ce signe indique une aptitude naturelle à la poésie.

La Bouche de François Guizot. — Le pinceau et le burin ont reproduit tour à tour les traits de cet homme d'Etat, du dernier ministre de Louis-Philippe, qui a eu le bon esprit de rester quand même homme de lettres.

La bouche de M. Guizot est, sans contredit, ce qu'il y a de plus caractérisé dans sa physionomie, d'ailleurs très fortement accentuée. La charpente est osseuse, le teint bistré ; M. Guizot doit être d'un tempérament bilieux. Les lèvres, très prononcées, serrées l'une contre l'autre, indiquent non-seulement de la fermeté, mais encore de l'obstination. Rarement le sourire passe sur cette bouche qui a toute l'austérité des puritains et des quakers ; il est très facile d'y voir que M. Guizot professe la religion réformée et qu'il y a un peu de fanatisme dans ses croyances. En résumé, c'est une bouche qui n'inspire aucune sympathie, mais qui commande un certain respect. L'étude y a laissé sa glorieuse empreinte.

La Bouche de M. Thiers. — Regardez bien les portraits de l'auteur de l'*Histoire de la Révolution française, du Consulat et de l'Empire*, de l'ancien ministre dont la faconde méridionale est devenue proverbiale dans nos fastes parlementaires. Que pensez-vous de ces grandes lèvres qui s'ouvrent et laissent presque voir des incisives très longues et très aiguës ? N'existe-t-il pas une grande ressemblance entre cette bouche sardonique, presque cruelle, et la gueule du chat ?

La bouche de M. Thiers décèle son caractère un peu versatile, son tempérament moitié nerveux, moitié sanguin ; il y a de la malice, de la bonhomie, de la franchise et de la ruse ; pour tout dire, en un mot, c'est une bouche politique qui reflétera au besoin toutes les passions du moment et leur servira d'organe.

. . . .

Mais pourquoi nous aventurer dans le dédale où nous conduirait l'étude de la conformation buccale des hommes d'Etat ? Nous aurions beaucoup trop à dire, et, ici comme au chapitre des femmes, nous devons nous imposer la plus rigoureuse discrétion.

Rentrons donc dans les domaines plus ou moins fleuris de la littérature proprement dite.

LA BOUCHE D'ALEXANDRE DUMAS. — Salut à Porthos, à Aramis, au comte de Monte-Christo et à tant d'autres héros procréés par l'imagination ultra-féconde du célèbre romancier ! Alexandre Dumas a dépensé follement, comme l'enfant prodigue, les inappréciables facultés qu'il avait reçues de la nature. Depuis plus de trente ans il roule, comme Sisyphe, son rocher, et le roc fatal retombe toujours.

Sa physionomie indique, du reste, des luttes incessantes ; la corpulence est athlétique, et sa tête crépue comme celle d'un Africain 'a une intensité d'expression tout à fait extraordinaire.

Regardez bien sa bouche : il y a sur ses grosses lèvres des indices incompréhensibles d'insouciance, de paresse, d'activité fébrile, de passions ardentes ; c'est *Antony*, c'est Buridan de *la Tour de Nesle*, c'est d'Artagnan *des trois Mousquetaires*.

La lèvre inférieure, plus saillante que la supérieure, dénote un caractère imprudent, et tout le monde sait que la timidité et la réserve ne figurent pas parmi les qualités d'Alexandre Dumas.

Ce romancier, trois fois célèbre par son talent et par ses aventures, a, dans sa physionomie, tous les signes révélateurs de la gourmandise : bouche grande, mâchoires fortes et larges, etc. On assure, du reste, qu'Alexandre Dumas, comme feu Brillat-Savarin, est très expert en cuisine, et qu'il a trouvé une méthode pour faire des omelettes vraiment fantastiques.

En résumé, sa bouche est des plus sympathiques, et on se sent porté à aimer ce *grand homme* de lettres, rien qu'à son sourire où la bonté prédomine autant que l'esprit.

La Bouche de Méry. — L'auteur d'*Héva*, de *la guerre du Nizam* et de tant d'autres romans qui ont obtenu un brillant succès, a une conformation buccale presque diamétralement opposée à l'idée que peuvent s'en faire les personnes qui ne l'ont point vue. En effet, au lieu d'une tête orientale, d'une physionomie indienne, on trouve une figure amaigrie, souffreteuse, presque chétive ; à peine y reconnaît-on le type de Marseille la Phocéenne, berceau de tant de nos célébrités littéraires.

Méry a la bouche largement fendue, les lèvres minces et irrégulières ; un fin sourire dénote seul le plus charmant, le plus spirituel causeur de notre époque. Rarement cette bouche est à l'état de repos ; on la voit à chaque instant se contracter, comme si elle était sous l'influence d'une affection nerveuse ; la peau des joues est tendue, l'œil est luisant et clair ; la lèvre supérieure s'enclave très souvent dans l'inférieure.

Or, à ces signes, disent tous les principaux physiognomonistes, on reconnaît la passion du jeu. Cela ne doit pas nous étonner ; Méry est Marseillais et tous les méridionaux sont plus ou moins joueurs ; ajoutons que le teint est habituellement pâle, signe révélateur à ajouter à ceux que nous venons d'énumérer.

La Bouche de Théophile Gautier. — L'auteur de *Mlle de Maupin*, le critique solennel des salons et expositions de peinture, depuis près de trente ans, a une tête très forte, dont la dimension se trouve d'ailleurs triplée par une chevelure luxuriante et une barbe des plus touffues. La bouche de *Théo*, comme disent ses intimes, n'a précisément rien de bien remarquable. La lèvre supérieure proéminente indique de la fierté; la lèvre inférieure, qui rentre un peu, dénote à la fois un esprit distrait et préoccupé de mille choses. Le sourire est bon, franc, loyal; il est l'indice d'un caractère des plus sympathiques. Du reste, M. Gautier jouit de l'amitié de presque tous les artistes qu'il a critiqués.

La Bouche de Jules Janin. — Figure et physionomie de chanoine, ou plutôt d'un abbé galant de l'ancien régime. Depuis quelques années, M. Jules Janin a pris un peu trop d'embonpoint et sa bouche s'est beaucoup modifiée. Toutefois, on y voit encore plusieurs signes révélateurs de la finesse d'esprit, de la sagacité d'observation du célèbre critique qui trône depuis vingt-sept ans au rez-de-chaussée du *Journal des Débats* Les dents sont bien conservées et d'une blancheur irréprochable, ce qui dénote un tempérament sanguin. Les lèvres épaisses, bien dessinées, rosées, indiquent sensualité, principalement gourmandise ; M. Jules Janin doit être un fervent disciple de Brillat-Savarin. Le sourire est habituellement bon, mais souvent la causticité gauloise y aiguise ses traits les plus acérés. Il y a beaucoup de la femme dans la bouche aussi bien que dans le talent du célèbre critique.

Puisque nous voilà sur les terres du journalisme, esquissons les physionomies buccales des rédacteurs en chef des principales feuilles de Paris.

M. Havin, directeur du Siècle. — Le rédacteur en

chef du *Siècle* a la prestance d'un ministre plutôt que celle d'un journaliste. L'ensemble de sa physionomie a un caractère de finesse profonde qui est l'apanage de la race normande. M. Havin a de très belles dents et la bouche très régulière. Il rit très souvent et de bon cœur : à l'état de repos, ses lèvres, un peu serrées l'une contre l'autre, dénotent de la fermeté et en même temps l'amour de la domination.

M. GUÉROULT, RÉDACTEUR EN CHEF DE L'OPINION NATIONALE. — Aristote dit qu'une grande bouche sied bien à l'homme, qu'elle indique courage et ambition. Or, M. Guéroult a une très grande bouche, mais bien dessinée et ornée de dents très blanches. Les joues sont un peu bouffies et les mâchoires fortes ; ce dernier signe révèle un grand penchant à la gourmandise, et sous ce rapport il existe une grande ressemblance entre M. Guéroult et M. Charles Monselet, qui passe pour être une des plus illustres *fourchettes* de ce temps. Chez M. Guéroult la lèvre supérieure est un peu dédaigneuse et il y a plus d'indécision que de causticité dans son sourire.

RÉDACTEURS DU JOURNAL DES DÉBATS. — Dans le vieux cénacle de la rue des Prêtres-Saint-Germain-l'Auxerrois, les conformations buccales se ressemblent toutes comme dans un couvent de religieux. On y trouve réunis le flegme du diplomate et la morgue de l'universitaire : nous en parlons dans notre chapitre sur les professions ; d'ailleurs, aux *Débats* il n'y a que des *bouches faites,* c'est-à-dire calquées sur le même modèle, comme celles des religieux et des soldats.

M. PEYRAT, RÉDACTEUR EN CHEF DE LA PRESSE — Par sa

conformation buccale, M. Peyrat ressemble beaucoup à M. Guizot : même largeur de la lèvre supérieure, un peu mince aux bords. Les deux lèvres sont presque toujours serrées et pour ainsi dire collées l'une à l'autre. Les physiognomonistes disent que ce signe révèle un caractère belliqueux : or, M. Peyrat n'est-il pas un ardent polémiste? Il y a une sorte d'empreinte sacerdotale sur l'ensemble de la physionomie de Peyrat; s'il n'était pas libre penseur, on le verrait dans un monastère. Il sourit rarement, et il y a très peu d'abandon dans son sourire où se reflètent et la causticité et le scepticisme.

M. Nefftzer, rédacteur en chef du Temps. — Physionomie alsacienne et type buccal moitié germanique, moitié français. Les lèvres, fortement dessinées, indiquent une bonté presque instinctive ; mais à certaine contraction on devine que M. Nefftzer doit être, par tempérament et par caractère, brusque, emporté, un peu fantasque ; peu de chose l'irrite, peu de chose le calme ; on peut, du reste, lui appliquer ce que nous disons plus haut de la bouche allemande.

M. de Limayrac, rédacteur en chef du Constitutionnel. — Teint fleuri, joues rebondies comme celles d'un chanoine, physionomie très avenante, bien qu'un peu sarcastique. Le sourire est bon, et on y reconnaît la pétulence et l'abandon du méridional. Les lèvres, grosses, humides et très colorées, indiquent sensualité et gourmandise.

M. Janicot, de la Gazette de France. — Teint pâle, un peu blafard; tempérament nerveux et caractère quinteux ; la bouche est très grande et taillée en ligne droite, comme avec une lame de sabre. Les lèvres, minces et toujours pincées, indiquent une grande opiniâtreté et une bienveillance peu expansive. Il y a beaucoup du levrier dans la physionomie de M. Janicot.

LA BOUCHE DE M. VILLEMESSANT, DIRECTEUR DU FIGARO. — M. de Villemessant, qui a ressuscité l'ancien *Figaro*, et a su lui donner une existence toute nouvelle, a une conformation buccale des plus accentuées. Ses grosses lèvres indiquent un grand fonds de bonté, une générosité irréfléchie, et pourtant il y a beaucoup de boule-dogue dans sa physionomie buccale. La voix est saccadée, presque rude ; les contractions des muscles faciaux révèlent un caractère emporté ; mais la colère ne fait que passer. Il y a parfois beaucoup de finesse dans le sourire. Les mâchoires se tendent et se détendent ; il ne faut pas s'en étonner, le directeur du *Figaro* est un *boute-en-train* infatigable, et il a plus d'activité, plus d'esprit que toute sa rédaction réunie. Peut-on lui appliquer ce vers :

D'autant meilleur au fond que l'écorce est plus rude.

Nous aurions certainement beaucoup d'autres physionomies buccales à signaler parmi les journalistes, car les lieutenants ont les uns autant de talent, les autres autant de caractère que les rédacteurs en chef. Une trop longue énumération serait inutile autant que fastidieuse ; nous ne voulons pas photographier buccognomoniquement toutes les célébrités contemporaines, mais seulement indiquer à chacun de nos lecteurs des moyens aussi simples que certains de faire l'application de la science de la bouche.

Nous n'avons pas à parler ici des comédiens, artistes dramatiques, chanteurs, acteurs et actrices ; nous avons formulé notre doctrine à ce sujet, dans le chapitre des professions.

Mais il y a des bouches de célébrités que nous ne pouvons ni ne devons laisser inaperçues ; les unes ont du caractère, les autres sont bizarres, excentriques ; des deux côtés il y a intérêt à connaître.

La Bouche de M. Émile Girardin. — Le fondateur du journal *la Presse*, l'homme qui a eu le malheur de tuer Armand Carrel, l'ardent polémiste qui, pendant plus de vingt ans a soutenu les thèses les plus opposées, tout en restant fidèle à la liberté, a une conformation buccale des plus significatives. Sa bouche, pour ainsi dire sans lèvres, avec une ligne moyenne fortement dessinée, sous un *pallium* arqué de profil, indique activité froideur, dureté de caractère, ruse et très grand penchant à l'industrie ; cette bouche, presque toujours fermée au-dessus d'un menton très large, indique de plus un caractère très roide et très opiniâtre, beaucoup de personnalité. M. de Girardin, vu de face, a beaucoup du type de la loutre, avec ses yeux vitreux et son regard voilé.

La Bouche de Proudhon. — Le célèbre auteur de *la Propriété c'est le vol*, le promoteur des plus étranges théories financières et sociales, a la bouche d'une grandeur démesurée ; on dirait presque une gueule de lion ; mais les contours, mal dessinés, manquent de noblesse et surtout de finesse. Il y a pourtant de la bonhomie dans son sourire, bonhomie franc-comtoise à laquelle il ne faut pas trop se fier. Les joues, très charnues, indiquent sensualité. La lèvre inférieure plutôt en avant qu'en arrière, un menton large et très proéminent, révèlent un caractère fort impérieux ; à l'état calme, il y a un peu de vulgarité dans la physionomie buccale de Proudhon ; mais à la moindre émotion ce visage s'anime et indique le fanatisme le plus exclusif. M. Proudhon n'est-il pas le roi de la polémique ?...

La Bouche de Louis Blanc. — L'ancien apôtre du *Droit au travail* a la bouche très large, habituellement ermée et le menton très prononcé : cela indique roideur et opiniâtreté de caractère. L'enfoncement de la lèvre inférieure révèle une grande causticité, une finesse extrême ; le contour buccal, pour ainsi dire rogné, dénote une profonde anxiété. Il y a du chat-tigre dans la physionomie de Louis Blanc, vue de face.

La Bouche de Ledru-Rollin. — Voici l'Antinoüs de la politique, l'Apollon des débats parlementaires sous le dernier règne, et surtout en 1848. La bouche de M. Ledru-Rollin est d'une régularité parfaite, un peu grande comme chez tous les avocats. La grâce extrême de son sourire révèle la bonté du cœur et la noblesse du caractère. La lèvre supérieure, débordant un peu l'inférieure, indique une grande aménité de caractère, mais aussi un peu de faiblesse. M. Ledru-Rollin, d'après sa conformation buccale, doit avoir les dents courtes et un peu larges ; c'est ainsi que les statuaires représentent l'Hercule de la fable. On pourra lui appliquer ce que dit Horace à propos des Grecs :

> . . . . Graiis dedit ore rotundo
> Musa loqui. . . . .

La Bouche de Jules Favre. — Menton très avancé, qui annonce quelque chose de très positif. Bouche enfoncée, mais avec des lèvres fortement dessinées, sourire parfois sarcastique et parfois magistral ; teint bilieux, regard fier et interrogateur, ouverture buccale d'une grandeur remarquable et qui indique une éloquence pour ainsi dire naturelle ; en voyant la bouche de M. Jules Favre on se souvient de la maxime latine :

Vir probus dicendi peritus.

Ici les célébrités du barreau, de la tribune, de la littérature s'offrent en foule à nos yeux. Quel champ vaste et riche ! quelle moisson d'observations buccognomoniques ! Mais les personnes qui étudieront et adopteront notre méthode, pourront elles-mêmes juger les célébrités et généralement tous les individus dont elles voudront connaître le caractère, le tempérament, les aptitudes.

Il y a aussi des femmes célèbres dans la littérature, dans les arts, au théâtre, dans les salons. Qu'on se souvienne de l'histoire de lady Godiva et du malheureux Thomas, et on approuvera notre réserve. Nous croyons avoir indiqué la route à suivre pour arriver à connaître les secrets de la bouche humaine ; nous avons révélé un diagnostic tout nouveau, chacun n'aura qu'à s'en servir.

Et si quelqu'un nous demandait pourquoi nous n'avons pas donné plus d'extension à notre chapitre sur les bouches contemporaines, nous répondrions par l'histoire suivante :

Il y avait un roi qui possédait une améthyste de grand prix, incrustée dans une bague qui lui servait de sceau.

Il fit venir le plus habile lapidaire de son royaume, et lui dit :

— Prends cette améthyste et graves dessus les onze mille vierges dont il est fait mention dans la parabole de l'Évangile.

Le lapidaire se mit à l'œuvre, et au bout d'un certain temps il rapporta l'améthyste à son souverain.

Le roi examina très attentivement la pierre gravée et trouva le travail de l'artiste admirable.

— C'est très beau ! s'écria-t-il, mais je t'avais demandé les onze mille vierges, et je n'en vois que trois sur le chaton.

— Sire, répondit l'artiste sans se déconcerter, il y a onze mille vierges.

— Je n'en vois que trois, s'écria le roi presque courroucé.

— Sire, répliqua le lapidaire, j'ai exécuté fidèlement vos ordres ; vous ne voyez que trois vierges, mais les autres sont derrière.

Le roi se prit à rire et récompensa magnifiquement le lapidaire.

Or, je réponds absolument comme le graveur :

— Vous ne voyez que quelques célébrités buccales, mais les autres sont derrière.

Le public, mon maître, fera-t-il comme le roi, et sera-t-il aussi généreux que lui ? Je l'espère, et pour moi et pour la science de la bouche, dont je suis le premier vulgarisateur.

TABLE DES MATIÈRES

PREMIÈRE PARTIE

Préface v
Chapitre Ier. — La Science buccale chez les anciens.... 1
— Préceptes des Grecs et des Romains............... 4
Chapitre II. — Porta et son système de physiognomonie. 8
Chapitre III. — Lavater. Son système appliqué à la buc-cognomonie.. 12
Chapitre IV. — Lavater et le docteur Gall. — Existe-t-il des rapprochements entre leurs systèmes?........... 19
Chapitre V. — La Physiognomonie buccale, annexe de la médecine chez les anciens et chez les modernes. — Séméiotique des tempéraments..................... 21
Chapitre VI. — La connaissance des caractères de la bouche est utile pour toutes les classes de la vie sociale 28
Chapitre VII. — Physiologie de la bouche. — Comment il convient d'étudier cette partie de la figure hu-maine... 34
Chapitre VIII. — La Bouche étudiée comme type et signe révélateur de la famille........................ 40
Chapitre IX. — De l'influence de l'union conjugale et de la cohabitation sur la bouche...................... 48
Chapitre X. — Des soins à donner aux enfants pour pré-venir les défectuosités buccales. — Période de la pre-mière dentition................................. 57

DEUXIÈME PARTIE

Physiologie buccale.

CHAPITRE Ier. — Influence de la conformation de la bouche sur la physionomie 69

— Appréciation de la bouche humaine par Lavater ... 70

CHAPITRE II. — Ressemblance entre les parents et les enfants 73

— Opinion de Winckelmann sur la bouche humaine .. 75

CHAPITRE III. — Physiologie du rire 77

— Physiologie du sourire 79

CHAPITRE IV. — Physiologie de la voix, de la parole et du chant 82

CHAPITRE V. — Opinion de Lavater sur le langage et sur la voix 84

— Axiomes sur le menton 89

CHAPITRE VI. — Quelques mots sur le nez 91

CHAPITRE VII. — Séméiotique et physiologie des joues .. 98

CHAPITRE VIII. — Signes révélateurs de l'ouverture buccale et des lèvres 101

CHAPITRE IX. — Anatomie faciale. — Étude sur les muscles buccinateurs 111

CHAPITRE X. — Des muscles des lèvres 118

CHAPITRE XI. — Physiologie et séméiotique des gencives. 125

CHAPITRE XII. — Des grimaces 140

CHAPITRE XIII. — Les mâchoires. — Signes révélateurs ... 147

— Opinion de Fox sur la maladie de l'antre maxillaire. 153

TROISIÈME PARTIE

Traité anatomique de la Dent.

CHAPITRE Ier 155

— Importance des dents. — Leur signification dans l'ensemble de la physionomie et pour la santé 158

— Des dents chez les anciens 161

Chapitre II. — Physiologie des dents. — Signes révélateurs. — Axiomes.................................... 169

Chapitre III. — La toilette des dents..................... 177

— Des dentifrices. — Élixirs et opiats............... 181

— Hygiène des dents................................ 186

Chapitre IV. — Des maladies des dents. — Préceptes pour les prévenir ou en arrêter le progrès............ 191

Chapitre V. — La bouche considérée comme signe révélateur des nationalités............................... 195

Chapitre V. — De quelques rapports entre la bouche humaine et la gueule de certains animaux 214

Chapitre VI. — Moyens de reconnaître le tempérament d'une personne à l'inspection de sa bouche 224

Chapitre VII. — *Pathologie passionnelle de la bouche.* — Les passions résident sur la bouche. — Signes révélateurs. — Diagnostic................................. 229

QUATRIÈME PARTIE

La science de la Bouche humaine mise en pratique.

Chapitre Ier. — Les professions et métiers. — Leur influence sur l'organisation buccale. — A quels signes peut-on les reconnaître?........................... 245

— *Professions libérales.* — La bouche des médecins... 255

La bouche des orateurs 256

— de l'avocat 257

— des journalistes...................... 260

— des professeurs 261

— La bouche chez les professions manuelles........ 261

— des artistes dramatiques............... 262

Chapitre II. — Étude spéciale sur la bouche de la femme 263

— Signes révélateurs particuliers à la femme 268

Chapitre III. — *Les bouches historiques.*................. 273

Bouche du Christ.......................... 275

— du Dante.............................. 276

— du Tasse 277

— de l'Arioste.......................... 277

Bouche de Machiavel.................................. 278
   —   de Michel-Ange........................... 278
   —   de Raphaël............................... 278
   —   d'Érasme 279
   —   de François Ier.......................... 280
   —   d'Henri IV............................... 280
   —   de Louis XIII............................ 281
   —   de Richelieu............................. 281
   —   de Louis XIV............................ 282
   —   de Molière.............................. 284
   —   du régent Philippe d'Orléans............. 284
   —   de Louis XV............................. 285
   —   du duc de Richelieu..................... 286
   —   de Voltaire.............................. 286
   —   de Rousseau............................. 287
   —   de Montesquieu.......................... 288
   —   de Louis XVI............................ 288
   —   de Marie-Antoinette 288

Chapitre IV. — Les bouches contemporaines, le Panthéon
Nadar et les caricatures d'Hogarth..................... 291
La bouche de George Sand............................. 292
   —   de Balzac............................ 293
   —   de Victor Hugo...................... 293
   —   de Lamartine........................ 294
   —   de Fr. Guizot....................... 294
   —   de Thiers........................... 295

— *Bouches littéraires*. — Alexandre Dumas............. 296
  Méry.. 297
  Théophile Gautier................................... 297
  Jules Janin... 298

— *Bouches journalistes*. — Bouche de M. Havin......... 298
  Bouche de M. Guéroult.............................. 299
  Journal des Débats................................ 299
  M. Peyrat 299
  M. Nefftzer 300
  M. Limayrac.. 300
  M. Janicot.. 300
  M. Villemessant 301
La bouche de M. Emile de Girardin.................... 302
     —   de Proudhon..................... 302

La bouche de Louis Blanc...................... 303
—   de Ledru-Rollin 303
—   de Jules Favre................. 303
— Pourquoi nous avons restreint notre cadre........ 304
— Conclusion. — Les onze mille vierges gravées sur
une améthyste................................ 304

FIN

Paris, imprimerie de Dubuisson et Cᵉ. rue Coq-Héron, 5.